D1724534

Myasthenia gravis

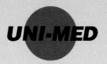

UNI-MED Verlag AG

Wolfgang Köhler
Chefarzt der Neurologischen Abteilung
Sächsisches Krankenhaus Hubertusburg
D-04779 Wermsdorf

Priv.-Doz. Dr. Jörn Peter Sieb
Neurologische Universitätsklinik
Sigmund-Freud-Straße 25
D-53105 Bonn

CIP-Titelaufnahme der Deutschen Bibliothek

Köhler, Wolfgang:
Myasthenia gravis/Wolfgang Köhler und Jörn Peter Sieb.
1. Auflage - Bremen: UNI-MED Verl., 2000
(UNI-MED Science)
ISBN 3-89599-402-2

© 2000   by UNI-MED Verlag AG, D-28323 Bremen,
Bundesrepublik Deutschland
International Medical Publishers

Gesamtherstellung in der Bundesrepublik Deutschland

Das Werk ist urheberrechtlich geschützt. Alle dadurch begründeten Rechte, insbesondere des Nachdrucks, der Entnahme von Abbildungen, der Übersetzung sowie der Wiedergabe auf photomechanischem oder ähnlichem Weg bleiben, auch bei nur auszugsweiser Verwertung, vorbehalten.

Die Erkenntnisse der Medizin unterliegen einem ständigen Wandel durch Forschung und klinische Erfahrungen. Die Autoren dieses Werkes haben große Sorgfalt darauf verwendet, daß die gemachten Angaben dem derzeitigen Wissensstand entsprechen. Das entbindet den Benutzer aber nicht von der Verpflichtung, seine Diagnostik und Therapie in eigener Verantwortung zu bestimmen.

Geschützte Warennamen (Warenzeichen) werden nicht besonders kenntlich gemacht. Aus dem Fehlen eines solchen Hinweises kann also nicht geschlossen werden, daß es sich um einen freien Warennamen handele.

UNI-MED. Die beste Medizin.

In der Reihe UNI-MED SCIENCE werden aktuelle Forschungsergebnisse zur Diagnostik und Therapie wichtiger Erkrankungen "state of the art" dargestellt. Die Publikationen zeichnen sich durch höchste wissenschaftliche Kompetenz und anspruchsvolle Präsentation aus. Die Autoren sind Meinungsbildner auf ihren Fachgebieten.

Danksagung

Für uns ist dieses Buch auch ein persönliches Dankeschön:

Herrn Professor Dr. G. Hertel, Leiter der Neurologischen Abteilung am Krankenhaus Moabit, Berlin, danken wir herzlich für die intensive Durchsicht des Manuskripts, die großzügige Bereitstellung von Bildmaterial und die zahlreichen Anregungen. Herr Professor Hertel ist der langjährige Lehrer und Förderer von Herrn Köhler. Sein unermüdliches wissenschaftliches und klinisches Engagement hat wesentlich zum Verständnis der Myasthenie in Deutschland beigetragen.

In Bonn hat sich mit Unterstützung der Deutschen Forschungsgemeinschaft eine Arbeitsgruppe zu den kongenitalen Myasthenie-Syndromen etabliert. Herr Professor Dr. F. Jerusalem, der inzwischen verstorbene Direktor der Neurologischen Universitätsklinik Bonn, hatte dieses Projekt mit besonderem Wohlwollen gefördert. Besonderer Dank gilt Herrn Professor Dr. F. Ries und dem jetzigen Direktor der Klinik, Herrn Professor Dr. T. Klockgether, die die Fortsetzung dieser Untersuchungen in Bonn ermöglichten, und Frau Priv.-Doz. Dr. O. K. Steinlein für die exzellente wissenschaftliche Zusammenarbeit.

Unser Dank gilt weiterhin Herrn Professor Dr. K. Gellert, Chirurgische Klinik, Oskar-Ziethen-Krankenhaus, Berlin, für die Bilder zur Thymektomie, Herrn Professor U. Pfeifer, Direktor des Pathologischen Instituts der Universität Bonn, für die freundliche Anfertigung des Bildmaterials zur Thymushistologie und Herrn Professor Dr. B. Schalke, Neurologische Universitätsklinik Regensburg, für die Überlassung der Octreotid-Szintigraphiebilder.

Frau Dr. Kalischewski und Herr Dr. Sokolowski aus dem Hubertusburger Myasthenie-Team haben am Kapitel "Physikalische Therapie" mitgearbeitet und manch zeitintensive Arbeit bei der Endfassung des Manuskripts dankenswerterweise übernommen. Wir danken Frau Riedel für die sehr gute Sekretariatsarbeit und Frau Mutlaq für die Unterstützung bei der Literaturrecherche.

Auch sei hier die Deutsche Myasthenie Gesellschaft DGM erwähnt. Die Idee zu diesem gemeinsamen Buch war bei einem Treffen des Ärztlichen Beirats der DGM aufgekommen, das Frau R. Amann im Frühjahr 1999 in Bremen organisiert hatte.

Wermsdorf und Bonn, im Januar 2000

Wolfgang Köhler
Jörn Peter Sieb

Geleitwort

Die Myasthenia gravis ist auch heute noch für viele Ärzte eine rätselhafte Erkrankung. Die Diagnose wird oft erst nach jahrelangen "Irrwegen" gestellt, und die Therapie ist keineswegs immer optimal. Dies liegt daran, dass die Myasthenia gravis eine seltene Erkrankung ist und dass die klinischen Symptome nicht einheitlich sind. Die Verwechslung mit psychosomatischen Störungen kann selbst dem Spezialisten unterlaufen. Deswegen ist es wichtig, dass in diesem Buch das breite klinische Spektrum dieser tückischen Krankheit detailliert dargestellt wird.

In der Myasthenie-Behandlung wurden, wie dieses Buch darstellt, große Fortschritte erreicht:

- die wohldosierte Gabe von Cholinesterasehemmem
- die Frühthymektomie
- die Plasmapherese, die Immundadsorption sowie die Gabe von Corticoiden und/oder von Immunglobulinen beim krisenhaften Verlauf
- die Langzeit-Immunsuppression, z.B. mit Azathioprin.

Mit diesen sich ergänzenden Therapien können wir heute gut 90 Prozent unserer Patienten rasch und zuverlässig helfen. Langzeit-Behandlungen im Krankenhaus und insbesondere auf Intensivstationen sind heute nur noch selten erforderlich.

Dieses Buch schließt als umfassende Darstellung des Krankheitsbildes eine Lücke im Angebot deutschsprachiger Neurologie-Bücher. Die Fortschritte, aber auch die offenen Fragen werden in diesem klar strukturierten Buch kompetent diskutiert. Die Autoren haben sich über viele Jahre intensiv mit der Myasthenia gravis beschäftigt - Herr Priv.-Doz. Dr. Sieb in Bonn als Schüler von Professor F. Jerusalem und Herr Köhler im Krankenhaus Moabit in Berlin unter meiner Leitung, d.h. einem Schüler von Professor H.G. Mertens, Würzburg. Vieles von dem Geist dieses Buches erinnert an diese beiden großen Lehrer, denen die deutsche Neurologie und die Myasthenie-Patienten so viel zu verdanken haben.

Berlin, im Januar 2000   *Günter Hertel*

Inhaltsverzeichnis

Einleitung

1. Einleitung

Die Myasthenia gravis ist eine neuromuskuläre Erkrankung mit einer asymmetrischen, belastungsabhängigen Muskelschwäche, die sich in Ruhe bessert.

> An dieser relativ seltenen Erkrankung zeigt sich beispielhaft der große Fortschritt, der in den vergangenen Jahrzehnten in der klinischen Neurologie erreicht wurde. Ursprünglich verstarben mehr als ein Drittel der Myasthenie-Kranken in den ersten Jahren der Erkrankung in der myasthenen Krise. Verlauf und Prognose haben sich durch die modernen Therapieoptionen entscheidend verbessert.

Weiterhin ist die Myasthenie als eine Antikörper-vermittelte Störung der neuromuskulären Signalübertragung die wohl am besten verstandene Autoimmunerkrankung. Bemerkenswert ist, dass die Immunpathogenese der Erkrankung zunächst aus der klinisch-neurologischen Beobachtung gefolgert und erst später experimentell bestätigt wurde.

Schwerpunkt des Buches sind die klinisch wichtigen Aspekte der Myasthenie mit der detaillierten Darstellung

➤ des Krankheitsbildes

➤ der symptomenbezogenen Differentialdiagnose

➤ des diagnostischen Methodenspektrums und schließlich

➤ des modernen Therapieangebotes

Neue klinische Entwicklungen, wie beispielsweise die Octreotid-Szintigraphie zur Thymomdarstellung, die hochdosierte, intravenöse Immunglobulintherapie und die endoskopische Thymektomie, werden kritisch diskutiert.

Dieses Buch richtet sich an den betreuenden Arzt und an alle diejenigen, die sich eingehender mit der klinischen Problematik der Erkrankung auseinander setzen möchten. Die klinischen Aspekte der Erkrankung stehen entsprechend bewusst im Vordergrund, ohne jedoch ganz auf die eingehende Darstellung von wissenschaftlichen Details zu verzichten, wenn dies zum Verständnis wichtig erscheint. Wir hoffen deshalb, dass sich unsere Monographie im praktischen Alltag als wertvoller Ratgeber erweist.

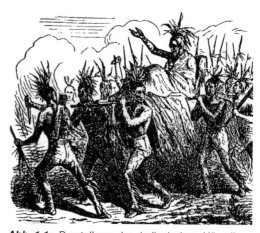

Abb. 1.1: Darstellung des indianischen Häuptlings Opechancanough (verstorben 1644), der sich wegen seiner Muskelschwäche tragen lassen musste. Historischen Quellen zufolge hielten ihm seine Diener die Augenlider hoch, um ihm das Sehen zu ermöglichen. MARSTELLER (1988) diskutierte den Fall als möglicherweise erste Darstellung einer Myasthenie in Amerika.

Geschichte der Myasthenia gravis

2. Geschichte der Myasthenia gravis

Eine der ersten Schilderungen der Erkrankung geht auf den englischen Arzt Thomas WILLIS (1621 – 1675) zurück. WILLIS, Professor in Oxford und später erfolgreicher praktischer Arzt in London, schildert unter dem Titel "*Paralysia spuria non habitualis*" in seinem 1672 veröffentlichen Werk "*De Anima brutorum*" sehr anschaulich Patienten mit klassischer myasthener Symptomatik, wie Dysarthrie, Diplopie, rasche Ermüdbarkeit bei körperlicher Arbeit und Erholung in Ruhe (WILLIS, 1672).

WILLIS berichtete über mehrere Patienten, die für ihn ganz merkwürdige Krankheitserscheinungen boten. Sie schienen innerlich gesund, der Puls und Urin waren normal, aber diese Patienten konnten entweder überhaupt nicht aufstehen und lagen im Bett, als ob sie sterben würden, oder aber sie konnten noch am Vormittag spazierengehen, ihre Arme heben und diese bewegen, waren aber nachmittags so ermüdet, dass sie weder Hand noch Fuß rühren konnten. Andere Patienten zeigten klassische myasthene Symptome, wie eine Dysarthrie oder eine Diplopie. WILLIS führte dies auf eine vorzeitige Abnutzung des "Spiritus" zurück, der nach der zeitgenössischen Auffassung die Muskeln aufblähen würde. Weiterhin war er der Überzeugung, dass außer der vorzeitigen Abnutzung der "Spiritus" auch ein lokaler Muskeldefekt bestehen müsse und nahm damit moderne Ansichten vorweg. Bereits damals vermutete er eine Störung im Ablauf einer heftigen Reaktion zwischen Nerv und Muskel. Diese "Explosionstheorie" ist durchaus gut vereinbar mit unseren heutigen Kenntnissen der neuromuskulären Übertragung mittels Acetylcholin und der daraus resultierenden Muskelkontraktion.

Trotz der sehr klaren Beschreibung durch WILLIS sollte es mehr als 200 Jahre dauern, bis über weitere Patienten berichtet wurden, zunächst durch einen anderen englischen Arzt Sir Samuel WILKS (1824 – 1911). Er beschrieb ein Mädchen, das zunächst für hysterisch gehalten wurde, weil es außer einer allgemeinen Körperschwäche nur langsam sprechen konnte, dann jedoch nach etwa einmonatigem Krankenhausaufenthalt an einer Zwerchfell-Lähmung verstarb. WILKS ordnete die Erkrankung noch unter den Begriff der Bulbärparalyse ein (WILKS, 1877).

Zwei Jahre später veröffentlichte Wilhelm-Heinrich ERB (1840 – 1921) die Krankenberichte von 3 Patienten, die er in den 11 Jahren vorab beobachtet und behandelt hatte. In seiner Arbeit "*Zur Casuistik der bulbären Lähmungen*" berichtete er über drei Patienten mit Ptose, Augenmuskelschwäche, Dysphagie und Schwäche der Nackenmuskulatur (ERB, 1879).

Der 38-jährige ERB, damals Assistent an Professor Friedreichs Klinik in Heidelberg, beschrieb systematisch 2 Männer im Alter von 55 und 47 Jahren sowie eine 30-jährige Frau und versuchte, Kriterien für die Abgrenzung zur Bulbärparalyse zu finden. Insbesondere die bei allen 3 Patienten deutlich im Vordergrund stehende Ptose sowie die Schwäche der Nackenmuskulatur, als auch die wechselnde und nicht wie bei der Bulbärparalyse progrediente Extremitätenschwäche veranlassten ERB, ein neues Syndrom anzunehmen. Bei zwei seiner Patienten kam es zu offensichtlichen klinischen Besserungen, was ERB als Pionier der Elektrotherapie und in Unkenntnis des natürlichen Verlaufs der Erkrankung auf die Anwendung elektrischer Ströme zurückführte. Seine dritte Patientin- eine 30-jährige Frau- verstarb plötzlich nach 1 ½-jährigen Krankheitsverlauf offensichtlich an den Folgen einer Zwerchfell-Lähmung. ERB, der überzeugt war, dass es sich um eine Erkrankung des zentralen Nervensystem handeln müsste, war überrascht, dass die Autopsie keinerlei Hinweise auf einen Krankheitsprozess z.B. im Hirnstamm ergab.

Hermann OPPENHEIM, ein damals 27-jähriger Neurologe an der von Professor WESTPHAL geleiteten Nervenklinik der Charité in Berlin, präsentierte 1887 in der Berliner Gesellschaft für Neurologie und Psychiatrie "einen Fall von chronischer progressiver Bulbärparalyse ohne anatomischen Befund", den er selbst über 1 ½ Jahre unter dem Verdacht auf eine Hysterie in der Nervenklinik behandelt hatte (OPPENHEIM, 1887). Nicht wenige Myastheniefälle dürften in jener Zeit als "hysterisch" verkannt worden sein, da insbesondere wechselnde Schwächezustände oder die häufig hysterisch anmutenden Sprachstörungen Anlass zur Annahme dieser damaligen "Modediagnose" gaben.

Natürlich war im Gegensatz zu Hysterikern das Ende mancher Myastheniker tragisch, weil sie - wie dies ERB 1879, EISENLOHR 1887, OPPEN-HEIM 1887, SHAW 1890, DRESCHFELD 1893, HOPPE 1892 und vor allem Samuel Wulfowitsch GOLDFLAM (1893) herausstellten - plötzlich an merkwürdigen Zwerchfell-Lähmungen verstarben. GOLDFLAM bot in seiner Arbeit von 1893 die bis dahin klarste und umfassendste Beschreibung des klinischen Krankheitsverlaufs unter Berücksichtigung der gesamten erschienenen Literatur (GOLDFLAM, 1893). Zwar arbeitete GOLD-FLAM damals in der internistischen Klinik von Professor LAMBL in Warschau, jedoch war er an neurologischen Krankheitsbildern außerordentlich interessiert und hatte bei WESTPHAL in Berlin und CHARCOT in Paris studiert. Seine Arbeiten beschrieben die Myasthenia gravis umfassend als klinische Entität, klar zu differenzieren von der durch DUCHENNE beschriebenen Bulbärparalyse. Er fasste die gesamte klinische Symptomatik, so wie wir sie heute kennen, zusammen; einschließlich der raschen Ermüdbarkeit und des undulierenden Krankheitsverlaufes. Er stellte klar, dass mögliche Remissionen nicht wie ursprünglich angenommen durch die Anwendung galvanischer Ströme, sondern durch den natürlichen Verlauf der Erkrankung hervorgerufen werden. GOLDFLAM wies weiterhin eindringlich auf die Gefahren der Diagnose "Hysterie" bei Patienten mit neuromuskulärer Schwäche und abnormer Ermüdbarkeit der Muskulatur hin. GOLDFLAMs Darstellung war so umfassend, dass später hinzukommende Arbeiten nur noch wenige neue klinische Aspekte hinzufügen konnten.

In Berlin hatte OPPENHEIM mittlerweile auf Grund einer längeren Erkrankung WESTPHALS kommissarisch die Leitung der Charité übernommen. Nach WESTPHALs Tod wurde OPPEN-HEIM als sein Nachfolger nominiert, wurde jedoch nie auf Grund interner politischer Umstände zum Leiter der Klinik ernannt, so dass er die Charité verließ und eine eigene Klinik eröffnete. Friedrich JOLLY (1844 – 1904) wurde WESTPHALs Nachfolger. 1894 präsentierte er bei einem Treffen der Berliner Medizinischen Gesellschaft den Fall eines 14-jährigen Jungen mit beidseitiger belastungsabhängiger Ptose, Schluckstörungen und generalisierter Muskelschwäche (JOLLY, 1895). Er schlug dabei den heute üblichen Namen "*Myas-*

thenia gravis pseudoparalytica" vor. JOLLY wählte den Namen deshalb, weil einerseits anatomische Veränderungen an Muskulatur und Nerv fehlten, jedoch andererseits typische Erschöpfungsreaktionen als sogenannte "myasthenische Reaktion" bei wiederholter elektrischer Reizung cincs Nerven an der dazugehörigen Muskulatur ableitbar waren (☞ Abb. 2.1).

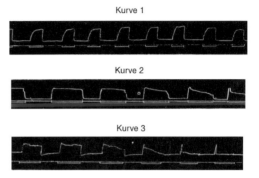

Abb. 2.1: Originalabbildung aus der Publikation von JOLLY (1895). Darstellung der myasthenen Reaktion am M. tibialis anterior (Kurve 2) und M. vastus medialis (Kurve 3) eines Patienten mit Myasthenia gravis im Vergleich zur normalen Reaktion einer gesunden Vergleichsperson (Kurve 1).

JOLLY machte darauf aufmerksam, dass Curare eine ähnliche Ermüdungserscheinung am Muskel auslösen könne, wie dies bei der Myasthenie sichtbar sei, und machte erstmals den Vorschlag, mit Hilfe von Physostigmin die Muskelschwäche zu beheben:

"Es liegt nun nahe, nach den Beobachtungen, die ich über die elektrische Erschöpfbarkeit der Muskeln mitgetheilt habe, an den Gebrauch solcher Mittel zu denken, welche nach ihrer pharmakologischen Wirkung das Gegentheil der myasthenischen Reaction, d.h. also den myotonischen Zustand hervorzurufen geeignet sind. Die in Betracht kommenden Alkaloide (Veratrin, Physostigmin etc.) sind allerdings nicht frei von Nebenwirkungen auf das Nervensystem und ihre Anwendung könnte daher selbstverständlich zunächst nur in Krankenhäusern unter genauer ärztlicher Controle versucht werden. Jedenfalls aber wären solche Versuche gerechtfertigt, da sie nichts anderes als die Uebertragung exacter physiologischer Erfahrungen auf einen gut erkennbaren und in seinen

Veränderungen leicht zu verfolgenden pathologischen Zustand darstellen würden."

Die infolge JOLLYS Entdeckung subtiler werdenden diagnostischen Möglichkeiten führten zwar zu einer zunehmenden Zahl der mitgeteilten Fälle, es sollte jedoch noch fast 40 Jahre dauern, bis die wegweisende Empfehlung zur Anwendung von Physostigmin bei der Myasthenia gravis pseudoparalytica in die Praxis umgesetzt wurde. Bis 1900 sind etwa 100 Fälle von Myasthenie publiziert worden (Übersichten bei CAMPELL und BRAMWELL 1900, LAQUER 1901, VIETS 1953, KEYNES 1961).

Pathologische Untersuchungen konnten bei der Myasthenia gravis bei allen autopsierten Fällen keine anatomischen Veränderungen im zentralen Nervensystem nachweisen. Im Jahre 1899 wurde erstmals durch OPPENHEIM bei einem myasthenischen Patienten ein Thymustumor entdeckt und nun bald eine enge Verbindung der Thymusdrüse mit der Myasthenie postuliert (BUZZARD, 1905; LAQUER, 1901). Auf einem Treffen der *Royal Society of Medicine* 1923 berichtete Gordon HOLMES über autoptisch gesicherte Thymusveränderungen bei 6 von 8 Fällen mit Myasthenia gravis (HOLMES, 1923). 1936 verfasste der Pathologe Norris eine große Übersichtsarbeit über die bis dahin berichteten Kasuistiken und zeigte somit, dass Thymusveränderungen bei der Mehrzahl der Patienten nachweisbar sind (NORRIS, 1936). Er merkte kritisch in seiner Arbeit an, dass der Nachweis pathologischer Thymusveränderungen bei der Myasthenie in direktem Zusammenhang zu der Sorgfalt steht, mit der man danach sucht.

Hinweise auf eine mögliche Verbindung von quergestreifter Muskulatur und Thymusgewebe ergaben sich bereits 1905 aus den Arbeiten des schwedischen Pathologen HAMMAR, der muskelähnliche (myoidale) Zellen im zentralen Mark des Thymus nachwies (HAMMAR, 1932). Seine Beobachtung wurde jedoch übersehen, bis ca. 50 Jahre später VAN DER GELD und Mitarbeiter zeigen konnten, dass Seren von Patienten mit Myasthenia gravis Antikörper enthalten, die sowohl mit Skelettmuskel als auch mit myoidalen Thymuszellen reagieren (VAN DER GELD et al., 1964). Eine Verbindung zwischen Thymus und Myasthenia gravis war damit bewiesen.

Die Feststellung, dass die Myasthenie nicht selten von einem Thymustumor begleitet war, brachte erstmalig Ferdinand SAUERBRUCH (1875 – 1951) im Jahre 1912 dazu, eine Thymektomie bei einem Fall von Morbus Basedow und Myasthenie zu versuchen (SAUERBRUCH, 1912). Die histologische Untersuchung des entfernten Thymus ergab eine Thymushyperplasie mit dem Zellbild eines vitalen Thymus. Nach einer weiteren Operation (subtotale Thyroidektomie) besserten sich bei der 20-jährigen Patientin beide Erkrankungen deutlich. Weniger glücklich verliefen zwei weitere Operationen, die SAUERBRUCH - nun mittlerweile in der Charité in Berlin tätig - bei Patienten mit Myasthenie durchführte. In beiden Fällen kam es zu einer Mediastinitis, woran die Patienten 5 und 8 Tage postoperativ verstarben.

Alfred BLALOCK führte dann ab 1936 erfolgreich die chirurgische Behandlung bei der Myasthenia gravis erneut ein (BLALOCK et al., 1939). Sein Bericht über die Entfernung eines faustgroßen Tumors bei einer 20-jährigen Frau, die zuvor trotz Behandlung mit Prostigmin schwere myasthene Symptome aufwies und postoperativ symptomfrei wurde, war der Beginn der Thymektomie-Therapie - nicht nur bei Vorliegen von Thymomen, sondern auch bei der Thymushyperplasie (KEYNES, 1949).

Myasthenia gravis und neuromuskuläre Übertragung

Nachdem man lange Zeit annahm, die Myasthenia gravis sei eine Erkrankung des zentralen Nervensystems, später dann, die Erkrankung sei hervorgerufen durch Metastasen eines Thymoms, war es dann NORRIS (1936), der die primäre Krankheitsursache in der quergestreiften Muskulatur vermutete. Obwohl bereits 1904 angenommen wurde, dass die Kontraktion des quergestreiften Muskels durch eine am Nervenende freiwerdende und von der motorischen Endplatte aus wirkende chemische Substanz ausgelöst werde (ELLIOT, 1904), konnte erst ab 1923 das Acetylcholin identifiziert und die Wirkungsweise der Acetylcholinesterase aufgeklärt werden (LOEWI, 1923; FELDBERG et al. 1933; DALE, 1936; BROWN, 1936). Die rasche Erschöpfbarkeit und verzögerte Erholungsfähigkeit der Skelettmuskulatur beruhte also auf einer Störung der durch Acetylcholin bewirkten Impulsübertragung vom Nerv auf den Muskel. Wenngleich nun gesichert schien, dass die prinzipielle pathogenetische Grundlage der Myasthenia gravis eine Verminderung des Acetylcholineffektes ist, war unklar, ob diese Störung prä- oder postsynaptisch bedingt sei. Die Ergebnisse von Claude BERNARDs Curare-Experimente (BERNARD, 1856) sowie neurophysiologische Untersuchungen von HARVEY und MASLAND 1941 sowie später durch ELMQVIST 1964 und STALBERG 1972 deuteten zwar eher auf einen präsynaptischen Defekt hin, andererseits jedoch wiesen morphologische Untersuchungen auf einen postsynaptischen Defekt hin (ENGEL, 1971).

Myasthenie und Immunologie

Bereits Anfang der 60er Jahre wurden immunologische Mechanismen als Auslöser für die Krankheitsentstehung klinisch vermutet (SIMPSON, 1960). Ein erstes brauchbares Tiermodell im Sinne einer experimentellen autoimmunen Myasthenia gravis (EAMG) konnte durch die Immunisation von Versuchstieren mit gereinigten Acetylcholinrezeptorproteinen erzeugt werden (PATRIK und LINDSTRÖM, 1973). Die mit der typischen Muskelschwäche symptomatischen Versuchstiere bildeten Antikörper gegen Acetylcholinrezeptoren aus, wie sie sich auch im Serum von Myasthieniepatienten fanden. Diese Antikörper gegen Acetylcholinrezeptoren waren spezifisch für die Myasthenie. Die postsynaptische Genese der Erkrankung war somit gesichert (TOYKA, 1975).

Medikamentöse Therapie der Myasthenia gravis

Wie bereits erwähnt, war Wilhelm ERB, einer der Pioniere der Elektrotherapie, der Überzeugung, dass die elektrische Stimulation zu einer Stärkung der paretischen Muskulatur führen müsse. Diese Ansicht war jedoch nicht unumstritten, wie auch die anderen damaligen Therapieversuche bei Myasthenie mit Strychnin (EISENLOHR, 1887), Jod (HOPPE, 1892), Arsen, Eisen, Kalziumsalze u.a., die allesamt keine große Auswirkungen auf den Krankheitsverlauf zeigten.

Harriet EDGEWORTH, selbst an Myasthenie erkrankt, bemerkte, dass unter der Einnahme von Ephedrin wegen Menstruationskrämpfen ihre Muskelkraft deutlich zunahm. Ihr hierüber 1933

publizierter Bericht fand große Beachtung und die Therapie mit Ephedrin über Jahrzehnte weite Anwendung (EDGEWORTH, 1933). Heute wird die Ephedrintherapie kaum noch eingesetzt. Die Substanz wirkt wohl nicht direkt auf die neuromuskuläre Signalübertragung. Die subjektive Besserung unter Ephedrin beruhte wohl auf der zentral-stimulierenden Wirkung des Medikaments (SIEB et al., 1993).

Prostigmin, ein synthetisches Analogon von Physostigmin, wurde erstmals ca. 1930 synthetisiert und im Rahmen eines Behandlungsversuchs von Lazar REMEN an der Universitätsklinik in Münster bei einem Patienten mit Myasthenia gravis angewendet (REMEN, 1932). Obwohl sich sein Patient deutlich besserte, verfolgte REMEN diese Therapie nicht weiter, und so blieb es Mary WALKER, einer Assistenzärztin im St. Alfege's Hospital in Greenwich, vorbehalten, den dramatischen Effekt von Cholinesterase-Hemmstoffen bei der Myasthenia gravis mitzuteilen. Mary WALKER betreute eine 56-jährige Frau mit einer schweren Myasthenia gravis und erwähnte dies in einem Gespräch mit dem Consultant Danny BROWN, der daraufhin anmerkte, dass die Erscheinungen bei Myasthenie verblüffende Ähnlichkeit mit einer Curarevergiftung hätten. Mary WALKER verabreichte daraufhin ihrer Patientin das Antidot des Curare, das Physostigmin, und sah sogleich nach der Injektion einen verblüffenden Erfolg, den sie in einer kurzen Zuschrift an den "Lancet" vom 2. Juni 1934 mit eindrucksvollen Photographien beschrieb (☞ Abb. 2.2; WALKER, 1934).

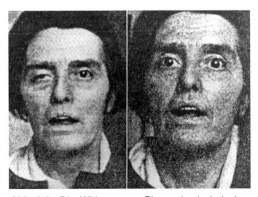

Abb. 2.2: Die Wirkung von Physostigmin bei einer Patientin mit Myasthenia gravis (aus der Publikation von Mary WALKER, 1934).

Zur weiteren Therapie benutzte WALKER das
mittlerweile zur Verfügung stehende Prostigmin,
welches wesentlich mildere Nebeneffekte und
eine längere Wirkzeit als das Physostigmin aufweist. Mit Mary WALKERs Entdeckung stand
erstmals eine effektive Behandlung der Myasthenia gravis zur Verfügung, die in der Folge weite
Verbreitung fand und bis heute die Basistherapie
der modernen Myasthenie-Behandlung darstellt
(HOHLFELD, 1993).

Klinik

3. Klinik

3.1. Klinische Manifestationstypen

> Leitsymptom der Myasthenia gravis ist eine wechselnd ausgeprägte Schwäche der quergestreiften Muskulatur.

Die muskuläre Schwäche ist häufig asymmetrisch ausgeprägt und nimmt unter anhaltender Belastung der betroffenen Muskelgruppen zu. Eine Zunahme der Schwäche durch Infekte, seelische Belastungen, bestimmte Medikamente (☞ Kapitel 7.6.) sowie bei hormonellen Umstellungen und Erholung in Ruhe sind charakteristisch für die Erkrankung (☞ Tab. 3.1.). Es ist andererseits jedoch keineswegs untypisch, dass die muskuläre Schwäche spontan und ohne ersichtlichen Grund auftritt, über kürzere oder längere Phasen anhält und nicht selten spontan remittiert (OSSERMANN, 1958; OSSERMANN und GENKINS, 1971; SIMPSON, 1981; OOSTERHUIS, 1993; ENGEL, 1994b; OOSTERHUIS, 1997; TOYKA und HOHLFELD, 1999; ENGEL 1999).

Myasthenie-verstärkende Faktoren
• Fieber, Infektionskrankheiten
• Interkurrente Erkrankungen, besonders Schilddrüsenerkrankungen oder Elektrolytentgleisungen
• Extreme seelische oder körperliche Belastungen
• Bestimmte Medikamente, besonders Antibiotika, Antirheumatika, Kardiaka u.a. (☞ Anhang 8.2.)
• Hormonelle Störungen
• Narkosen
• bei bekannten Myasthenien: Therapiefehler, insbesondere Überdosierungen von Acetylcholinesterase-Hemmstoffen

Tab. 3.1.: Myasthenie-verstärkende Faktoren.

Die Myasthenia gravis kann in jedem Lebensalter manifest werden. Beobachtet wird eine gewisse Häufung der Neuerkrankungen im dritten Lebensjahrzehnt und ein kleinerer Häufigkeitsgipfel zwischen dem 50. und 60. Lebensjahr (☞ Abb. 3.12).

Die initiale Symptomatik kann sehr flüchtig und uncharakteristisch sein. Diagnostische Verkennungen als funktionelle Störung oder depressive Erkrankung sind daher zu Beginn der Erkrankung nicht selten. Andererseits kann die Myasthenie auch mit sehr rasch zunehmenden, schweren Lähmungen einsetzen. Die differentialdiagnostische Abgrenzung, z.B. zu Hirnstammprozessen, mitochondrialen Erkrankungen, aber auch Vorderhornerkrankungen, Polymyositis und anderen Myopathien kann gegebenenfalls schwierig sein (☞ Kap. 6.).

> Sensibilitäts-, Gleichgewichts oder andere zentrale Störungen gehören ebenso wenig zu der Erkrankung wie psychische Beeinträchtigungen. Muskelatrophien treten erst spät im Verlauf auf (OOSTERHUIS, 1993).

Die klinische Symptomatik kann sich vollständig oder zum größten Teil auf bestimmte Muskelgruppen beschränken. Aus klinischer Sicht werden daher okuläre Verlaufstypen von bulbären oder Extremität-Muskulatur betonten Verlaufstypen unterschieden. Übergänge, z.B. von der okulären zur generalisierten Form, sind ebenso häufig wie phasenweise wechselnde Symptome, z.B. überwiegend okuläre Störungen in frühen und überwiegend bulbäre Störungen in späteren Krankheitsstadien. Weiterhin ergeben sich klinisch unterschiedliche Charakteristika bei kindlichem Manifestationsbeginn (☞ Kapitel 3.3.3.) im Gegensatz zur Manifestation im Erwachsenenalter und der sogenannten Altersmyasthenie (☞ Kapitel 3.3.4.).

■ Okuläre Myasthenie

Doppelbilder gehören zu den häufigsten Symptomen einer Myasthenia gravis (SERGOTT, 1994). Sie sind häufig kombiniert mit einer einseitigen, asymmetrisch ausgeprägten oder doppelseitigen **Ptose** (☞ Abb. 3.1a-d). Die Doppelbilder sind Folge einer Lähmung der äußeren Augenmuskeln, wobei die Augenbewegungen nach oben sowie die horizontalen Augenbewegungen deutlich häufiger betroffen sind als Augenbewegungen nach unten (☞ Abb. 3.2a-d). Meist handelt es sich um kombinierte Lähmungen mehrerer Augenmuskeln, jedoch schließt eine isolierte Augenmuskelparese

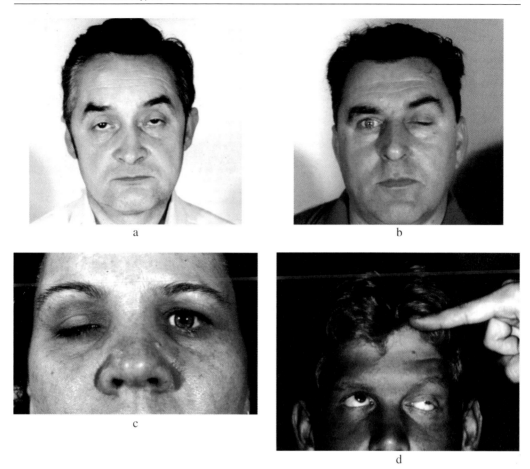

Abb. 3.1a-d: Okuläre Myasthenie. **a**: beidseitige, leicht linksbetonte Ptose ohne sonstige myasthene Symptomatik bei einem 55-jährigen Patienten mit Myasthenia gravis, **b+c**: einseitige Ptose, **d**: Komplexe okulomotorische Störung.

eine myasthene Schwäche keinesfalls aus (OOSTERHUIS, 1993). In der Regel werden okuläre Symptome vom Patienten frühzeitig bemerkt, auch dann wenn bei der klinischen Untersuchung kaum auffällige Befunde zu erheben sind. Meist erfolgt initial eine augenärztliche Untersuchung, bei der nicht immer die Möglichkeit einer Myasthenie differential-diagnostisch erwogen wird. Beginnende okuläre Störungen können auch sehr unspezifisch sein, wie etwa Verschwommensehen, "müde Augen", schwere Oberlider, verstärkte Anstrengung beim Lesen, Fernsehen oder bei greller Beleuchtung. Manchmal klagen die Patienten über frontale Kopfschmerzen. Eine Beteiligung der inneren Augenmuskeln mit Anisokorie wird nicht beobachtet. Dies und auch die im Tagesverlauf wechselnde Symptomatik sind wichtige differenti-

aldiagnostische Hinweise in Abgrenzung zu anderen Erkrankungen mit Beteiligung der Augenmuskulatur (☞ Kapitel 6.1.). Nur bei etwa 10 bis 20 % der Patienten mit Myasthenia gravis bleibt die Erkrankung auf die Augen beschränkt.

■ Generalisierte Myasthenie - Bulbäre und faziale Symptomatik

Eines der am häufigsten vorkommenden Symptome ist die **Dysarthrie**. Die Schwäche von Pharynx- und Zungenmuskulatur führt zu einer verminderten Artikulation mit einer undeutlichen, näselnden Sprache. Die Dysarthrie wird mehr als alle anderen Symptome der Myasthenia gravis durch Emotionen beeinflusst. Eine der wesentlichsten Ursachen für die nasale Sprache liegt in der Ermüdung der Gaumensegelmuskulatur. Häufig ist die

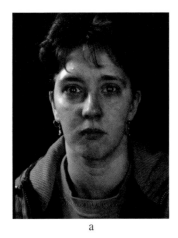

a

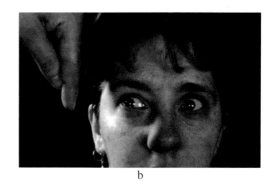

b

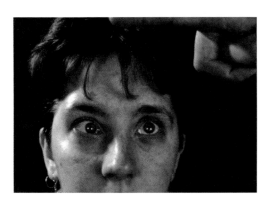

c

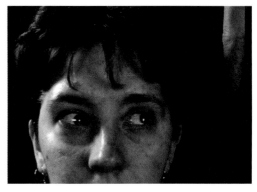

d

Abb. 3.2a-d: Okuläre Myasthenien. Komplexe okulomotorische Störungen bei einer 38-jährigen Patientin, die ursprünglich mit der Diagnose "Multiple Sklerose" vorgestellt wurde. Die Untersuchung ergab keine Auffälligkeiten beim Geradeausblick (**a**) und Blick nach links (**d**), jedoch deutliche Paresen beim Blick nach rechts (**b**) und oben (**c**). Die Diagnose "Myasthenia gravis" konnte serologisch und neurographisch gesichert werden.

Dysarthrie kombiniert mit **Schluckstörungen** und einer **Schwäche der Kau- und Unterkiefermuskulatur** (☞ Abb. 3.3). Schluckakt und Kaufunktion müssen häufig manuell unterstützt werden. Manchmal muss der Unterkiefer mit der Hand angehoben werden, um einen Mundschluss zu erreichen (☞ Abb. 3.4). In diesem Stadium kommt es häufig zu Regurgitationen von Flüssigkeiten durch die Nase und Passageproblemen von Nahrung im Mund und Schlundbereich mit hoher Aspirationsgefahr. Ein häufiges und wichtiges Zeichen einer Kau- und Schluckschwäche ist eine progrediente **Gewichtsabnahme**. Die frühe Erkennung von Schluckstörungen ist wichtig. Es muss gezielt nach Ermüdungserscheinungen gegen Ende der Mahlzeiten oder beim Kauen von festen Speisen oder z.B. Kaugummi gefragt werden.

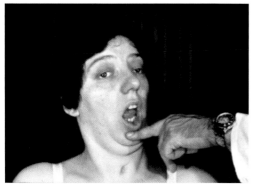

Abb. 3.3: Schwäche des Kauapparates. Die Patientin wurde aufgefordert, den Mund fest geschlossen zu halten. Der M. masseter kann mit geringer Kraftaufwendung leicht überwunden werden.

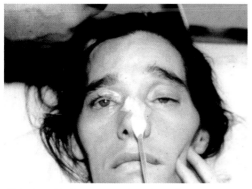

Abb. 3.4: Facies myopathica. Schlaffe ausdruckslose Gesichtsmuskulatur, bewegungsunfähige, ins Leere blickende Augen, Schluckunfähigkeit (nasale Ernährungssonde). Der Unterkiefer muss mit der Hand angehoben werden, um einen Mundschluss zu ermöglichen.

Die Ausbreitung der myasthenen Muskelschwäche auf die mimische Muskulatur zeigt sich in einer Erschlaffung der Gesichtszüge, inkomplettem Lidschluß, eingeschränktem bis aufgehobenem Mundschluß und "süß-saurem" Lachen (**Facies myopathica** oder **Facies myasthenica**, ☞ Abb.3.4 und 3.7).

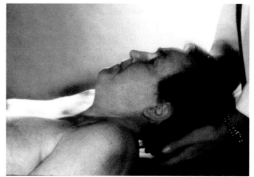

a

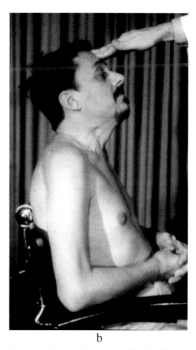

b

Abb. 3.5a+b: Schwäche des Kopfhalteapparates. Die Schwäche des Kopfhalteapparates zeigt sich bei der Untersuchung am deutlichsten in liegender Position (**a**). Die Patientin ist nicht in der Lage, ihren Kopf gegen die Schwerkraft von der Unterlage zu heben. Der Patient in Abbildung **b** kann seinen Kopf nicht gegen Widerstand nach vorne beugen. Die Anteflexion des Kopfes ist meist deutlich schwächer als die Retroflexion.

Die Schwäche der perioralen Muskulatur lässt sich gut durch die Unfähigkeit zu pfeifen oder küssen oder durch gestörte Aussprache der Buchstaben P, F und S demonstrieren. Auch das Essen von flüssiger Nahrung mit dem Löffel fällt schwer. Einige Patienten berichten, dass sich ihre Zunge verdickt und schwerfällig anfühlt. Ein Gespräch beim Essen ist den meisten Patienten kaum möglich. Die Nahrungsaufnahme insgesamt ist stark behindert und verzögert, so dass viele Patienten nicht mehr in Gesellschaft essen und zunehmend in soziale Isolation geraten.

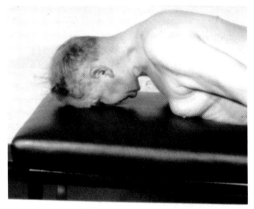

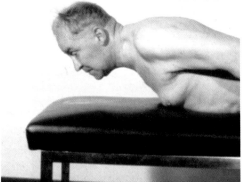

Abb. 3.6: Schwere myasthene Schwäche des Kopfhalteapparates (oben). Reversible Symptomatik im Edrophonium-Test (unten).

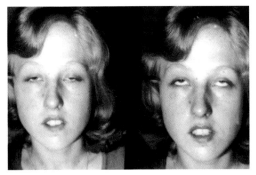

Abb. 3.7: Facies myopathica. Schwere Hypomimie, teilnahmsloser Gesichtsausdruck.

Nicht selten wird eine **Hörminderung** angegeben, die durch die gestörte Funktion der Eustach'schen Tube mit der Folge verminderter Belüftung des Innenohrs verursacht wird. Einige Patienten klagen auch über eine verstärkte Geräuschempfindlichkeit, die durch eine Schwäche des Musculus stapedius verursacht ist.

Zur Beurteilung einer Schwäche der Sprechmuskulatur empfiehlt es sich, den Patienten längere Zeit laut vorlesen oder erzählen zu lassen. Zur Beurteilung der Schluckstörung sollte man den Patienten ein Glas Wasser trinken lassen. Hustet der Patient, ist dies ein deutliches Indiz für den gestörten Schluckakt. Schwere Schluckstörungen sind wohl allein durch das Auslaufen von Speichel kaum zu übersehen und bergen ein hohes Risiko von Aspiration, broncho-pulmonalen Infekten und krisenhafter Verschlechterung der Myasthenia gravis.

Nicht selten geben chronische Nackenschmerzen, Schultersteifigkeit oder Hinterkopfschmerzen indirekte Hinweise für eine beginnende **Schwäche des Kopfhalteapparates** (☞ Abb. 3.5 und 3.6) und der stammnahen Schultergürtelmuskulatur. Diese Symptome sind besonders stark bei Patienten ausgeprägt, die in einer vorgebeugten Position Arbeiten verrichten.

■ Extremitätenmuskulatur

Besonders bei jüngeren Patienten kann schwerpunktmäßig die Extremitätenmuskulatur betroffen. Möglicherweise hängt die bevorzugte Ausprägung der myasthenen **Schwäche im Bereich der Extremitäten**, besonders der Beinmuskulatur, bei jüngeren Patienten mit den stärkeren Arbeits- oder sportlichen Belastungen in dieser Altersgruppe zusammen. Viele Patienten berichten über Probleme bei der Arbeit, im Haushalt oder den täglichen Verrichtungen. Die Schwäche ist fast immer belastungsabhängig, häufig asymmetrisch und befällt vor allem die großen stammnahen Muskelgruppen. Die Patienten berichten über ein abnormes Schweregefühl, z.B. beim Treppensteigen, Wäscheaufhängen oder Haarewaschen. **Die Streckmuskulatur ist in der Regel stärker betroffen als die Beugemuskulatur.** Auch die Rumpf- und Wirbelsäulenmuskulatur kann betroffen sein und zu Stürzen führen. Verschiedentlich kommt es auch zu Rückenschmerzen oder Schmerzen in der Muskulatur, die durch die Schwäche des Halteapparates erklärbar sind. Chronische Schmerzen sind jedoch nicht typisch für die Myasthenie. Nur ausnahmsweise steht eine distale Schwäche klinisch im Vordergrund (**distale Myasthenie**; NATIONS et al. 1999).

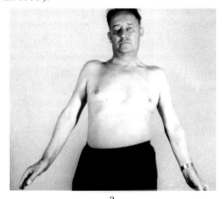

a

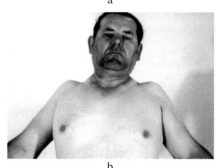

b

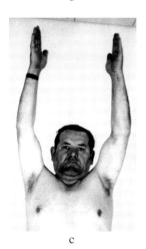

c

Abb. 3.8a-c: Schwäche der proximalen Schultergürtelmuskulatur bei generalisierter Myasthenia gravis. Den Patienten gelingt es trotz maximaler Kraftanstrengung nicht, die Arme über die Horizontale zu heben (**a+b**). Reversibilität der Paresen im Edrophonium-Test (**c**).

Atemmuskulatur

Eine **Schwäche der Atemmuskulatur** mit respiratorischer Insuffizienz gehört selten zu den ersten Symptomen einer Myasthenia gravis. Sie ist jedoch immer lebensbedrohlich und in ihrem Verlauf schwer einschätzbar. Bleibt die Ateminsuffizienz einziges Symptom der Myasthenie, wird ihre eigentliche Ursache meistens nicht erkannt. Die heutzutage selten gewordenen Todesfälle auf Grund einer Myasthenie sind am ehesten auf plötzlich einsetzende Atemstörungen zurückzuführen. Bei solchen Patienten, die aus unklaren Ursachen nach schweren Erkrankungen unverhältnismäßig schwierig von der Beatmung zu entwöhnen sind oder bei denen es kaum gelingt, nach einer Operation eine ausreichend suffiziente Atmung zu erlangen, sollte unbedingt differentialdiagnostisch an eine vorher nicht bekannte Myasthenia gravis gedacht werden.

Bei Patienten mit bekannter Myasthenie ist es unerlässlich, in regelmäßigen Abständen Vitalkapazität und Peak-Flow zu messen. Es betrifft insbesondere auch klinisch scheinbar atemgesunde Patienten mit nur leichter myasthener Symptomatik. Sinkende Vitalkapazitätswerte sind ein Alarmsignal. Eine Schwäche der Atemmuskulatur kann innerhalb weniger Minuten zu einem beatmungspflichtigen Zustand führen. Kann der Patient nicht mehr ohne Atemnot flach auf dem Rücken liegen, schläft er im Sitzen oder zeigt sich bereits eine Tachypnoe in Ruhe, droht eine myasthene Krisensituation, die eine Krankenhauseinweisung zwingend erfordert.

Muskelatrophie

Das Auftreten von lokaler oder generalisierter **Muskelatrophie** wurde bereits früh bei Myasthenie-Patienten beschrieben (OPPENHEIM, 1887; CAMPBELL und BRAMWELL, 1900). Vielfach wurde diskutiert, ob die Muskelatrophien Folge einer begleitenden Myopathie (STRUPPLER, 1955), einer Neuropathie (STEIDL et al., 1962) oder von Sekundärerkrankungen wie einer Polymyositis (JESEL et al., 1969) ist. Klinisch lassen sich bei 6-10 % der Patienten Muskelatrophien nachweisen (SCHIMRIGK und SAMLAND, 1977). Sie treten bevorzugt bei Patienten mit schweren Verläufen auf, so dass die Bedeutung langjähriger Cortisontherapien und rezidivierender myasthener Krisen mit Beatmungspflichtigkeit mit bewertet werden sollte.

	Früher Beginn	Später Beginn	Thymom
Schultergürtel	12	5	8
M. triceps brachii	1	1	0
Unterarm	4	0	0
Hand	0	0	1
Gesicht	2	0	2
Zunge	6	1	1
Gesicht und M. masseter	1	1	0
Zunge und Rachenmuskulatur	4	1	2
Gesicht, Zunge und Rachenmuskulatur	4	1	0
Zunge u. M. masseter	2	0	0
M. masseter	0	2	6
M.quadriceps femoris	1	0	1
Fußextensoren	3	4	0
Paraspinale Muskulatur	1	1	0
Anzahl der Patienten	32 (9 %)	15 (8 %)	17 (12 %)

Tab. 3.2: Lokalisierte Muskelatrophien bei 813 Patienten mit Myasthenia gravis (nach OOSTERHUIS, 1997).

■ Myasthene Krise

Die **myasthene Krise** ist ein neurologischer Notfall, der sofortige Therapiemaßnahmen erfordert (COHEN und YOUNGER, 1981; MÜLLGES und TOYKA, 1994; BERROUSCHOT et al., 1997).

Sie ist gekennzeichnet durch eine akute respiratorische Insuffizienz, schwere bulbäre Störungen und eine schwere muskuläre Schwäche (THOMAS et al., 1997).

Die heute zur Verfügung stehenden therapeutischen Möglichkeiten in Verbindung mit der intensiven Betreuung von Myasthenie-Patienten in spezialisierten Einrichtungen (Myasthenie-Ambulanzen, Schwerpunktpraxen, Muskelzentren o.ä.) haben dazu geführt, dass myasthene Krisen nur noch

selten gesehen werden (GROB et al., 1987). Schätzungsweise sind nur noch höchstens 10 % der Myasthenie-Patienten mit schwereren Verläufen gefährdet, eine myasthene Krise zu erleiden. Vielfach können bereits im Vorfeld durch das Erkennen auslösender Faktoren, wie Infektionen, operative Eingriffe, emotionaler Stress und durch Würdigung früher Alarmsignale, wie Unruhe, Tachykardie, zunehmender Schwäche und erschwerte Atmung, präkrisenhafte Verläufe erfasst, entsprechende therapeutische Schritte eingeleitet und somit die eigentliche Krise vermieden werden. Nur sehr selten ist eine myasthene Krise Initialsymptom einer noch nicht diagnostizierten Myasthenie.

Die wichtigste Differentialdiagnose in der Krisensituation ist die **cholinerge Krise**, meist durch Überdosierung von Acetylcholinesterasehemmstoffen (in der Regel mehr als 600 mg/Tg.) (Kapitel 7.2.). Reine cholinerge Krisen sind jedoch selten. Häufiger finden sich, vor allem bei schlecht eingestellten Patienten sowohl Zeichen einer Überdosierung als auch Hinweise auf einen Acetylcholinmangel (**gemischte Krise**). In allen Fällen sind

- eine sofortige neurologisch-intensivmedizinische Überwachung
- adäquate Dosierung der Acetylcholinesterasehemmstoffe
- Stabilisierung von Atmung, Kreislauf- und Nierenfunktion und
- bei Infektionsverdacht die frühzeitige antibiotische Therapie

erforderlich (☞ Kapitel 7.4.; BERROUSCHOT et al., 1997; THOMAS et al., 1997; O'RIODAN et al., 1998).

3.2. Verlauf

Lediglich bei 10-15 % der Myasthenie-Patienten bleiben die Symptome dauerhaft auf die äußeren Augenmuskel und die Lidheber beschränkt (**okuläre Myasthenie**). Ansonsten kommt es meist innerhalb weniger Monaten zur Generalisation der Symptome mit Ausbreitung auf die Gesichts-, Schlund- und proximale Extremitätenmuskulatur. Die Schwäche ist gewöhnlich bilateral symmetrisch und kann im Krankheitsverlauf verschiedene Muskelgruppen betreffen. Die Myasthenie ist in den ersten 3-5 Jahren am stärksten ausgeprägt und stabilisiert sich dann überwiegend, wobei jedoch auch später im Krankheitsverlauf noch ausgeprägte Akzentuierungen möglich sind.

Die Rate anhaltender spontaner **Remissionen** liegt je nach Definition und Beobachtungszeitraum zwischen 10-20 % (GROB et al., 1981; OOSTERHUIS, 1993a). Die kumulative Wahrscheinlichkeit des Eintritts einer kompletten Remission, d.h. ein Jahr ohne Therapieerfordernis, wurde

- für 1 Erkrankungsjahr mit 1 %
- für 3 Erkrankungsjahre mit 8 %
- für 5 Erkrankungsjahre mit 13 % und
- für 10 Erkrankungsjahre mit 21 %

beziffert (BEGHI et al., 1990). Günstig wirken sich ein jüngeres Lebensalter, ein geringer Schweregrad der Myasthenie-Erkrankung und eine im Krankheitsverlauf frühzeitig durchgeführte Thymektomie aus.

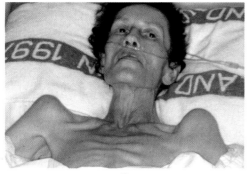

a

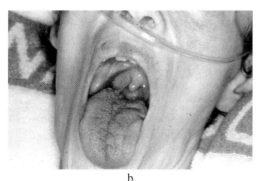

b

Abb. 3.9a+b: Defektmyasthenie. Schwere generalisierte Muskelatrophie (**a**), einschließlich der Zungenmuskulatur (**b**) bei einer Patientin mit jahrzehntelangem Krankheitsverlauf.

Möglicherweise als Folge der chronischen Endplattendestruktion wurden früher bei schweren generalisierten Verläufen ausgeprägte Muskelatrophien vorwiegend im Bereich von Schultergürtel-, Nacken-, Gesicht- und Schlundmuskulatur als sogenannte **Defektmyasthenie** beobachtet (☞ Tab. 3.2). Häufig war die Zunge mit betroffen und wies dann eine für die Myasthenie sehr charakteristische Dreifachfurchung auf (☞ Abb. 3.9). Leider fehlen systematische Untersuchungen zu diesen auch heute noch vorkommenden nur unzureichend therapeutisch beeinflussbaren Verläufen (THOMAS et al., 1997).

Die **Myasthenie-Sterblichkeit** ist in den vergangenen Jahrzehnten kontinuierlich zurückgegangen. Dies ist insbesondere auf die Einführung der immunsuppressiven Therapie und die immer bessere intensivmedizinische Betreuung von myasthenen Krisen zurückzuführen (GROB et al., 1981). Die Myasthenie-Sterblichkeit betrug im Zeitraum 1935-39 zirka 40 %, 1940-57 30 %, 1959-65 15 % und 1965-85 lediglich noch 7 %. Mit dem heute zur Verfügung stehenden Therapieangebot können nahezu alle Myasthenie-Patienten gut stabilisiert werden. Lediglich bei Thymompatienten wird die Prognose von der Tumorbiologie und -ausbreitung bestimmt. So betrug die Myasthenie-Sterblichkeit unter 1152 italienischen Myasthenie-Patienten mit einer Verlaufsbeobachtung über durchschnittlich 4,9 Jahre 4 %. An der Myasthenie verstarben hier insbesondere Männer mit

- einem Lebensalter von mehr als 40 Jahren
- einem Thymom und
- einem Schweregrad bei Diagnosestellung von mindestens Grad III nach OSSERMAN (MANTEGAZZA et al., 1990)

Warum sind bei der Myasthenie insbesondere die äußeren Augenmuskeln betroffen?

Hierfür sind mehrere **mögliche Ursachen** anzuführen:

- Auch eine geringfügige Schwäche kann hier gegebenenfalls zu einer Fehlabweichung der optischen Achsen und damit zu Doppelbildern führen. Das Zusammenspiel der äußeren Augenmuskeln beruht auf einer efferenten Steuerung ohne propriozeptive Rückkoppelung und ist somit wohl besonders störanfällig (KAMINSKI et al., 1990). Bemerkenswerterweise finden sich auch bei klinisch scheinbar rein okulärer Myasthenie an den Extremitätenmuskeln im Endplattenbereich Ablagerungen von Immunkomplexen (TSUJIHATA et al., 1989)
- Die im Vergleich zu den Extremitätenmuskeln besonders hohe Impulsfrequenz der motorischen Einheiten äußerer Augenmuskeln kann den Sicherheitsbereich der neuromuskulären Signalübertragung reduzieren
- Als Besonderheit der äußeren Augenmuskeln liegen dort teilweise tonische Muskelfasern vor, die kein Aktionspotential propagieren. Ihre Kontraktionskraft ist direkt der postsynaptischen Depolarisation im Bereich besonders konfigurierter Endplatten proportional. Somit beeinträchtigt die bei der Myasthenie reduzierte Acetylcholinrezeptordichte die Kraftentwicklung dieser Fasern besonders
- Lediglich die Endplatten der äußeren Augenmuskeln weisen die fötale Form des Acetylcholinrezeptors mit der γ-Untereinheit auf. Unklar ist jedoch, ob solchen Augenmuskelspezifischen Epitopen tatsächlich eine pathogenetische Bedeutung zukommt (KAMINSKI et al., 1995; PORTER et al., 1997)

3.3. Klinische Besonderheiten

3.3.1. Myasthenie und Schwangerschaft

Obwohl die Myasthenia gravis gerade auch junge Frauen betrifft, liegen nur wenige systematische Untersuchungen zur gegenseitigen Beeinflussung von Schwangerschaft und Myasthenie vor (BATACCHI et al., 1999; PLAUCHÉ, 1979; REPKE,

1992) (☞ Tab. 3.3). Insgesamt beeinflusst das Bestehen einer Schwangerschaft die Myasthenie sehr variabel und in nicht vorhersehbarer Weise. In einer aktuellen italienischen Untersuchung nahm bei 19 % der Frauen während einer Schwangerschaft die myasthene Symptomatik zu, während sie sich bei 22 % besserte (BATACCHI et al., 1999). Nach der Entbindung kam es dann bei zirka einem Drittel zu einer Verschlechterung. Insbesondere in den ersten 72 Stunden postpartal sind foudroyante Exazerbationen möglich, so dass postpartal eine engmaschige Kontrolle der Myasthenie-Patientinnen erforderlich ist (PLAUCHÉ, 1979).

	Studie	MG	Italien
Schwangerschaften, n	64		
Durchschnittsalter (Jahre)	28		
Aborte	10		
- spontan	3	47*	100*
- ektope Schwangerschaft	1		
- Schwangerschaftsabbruch	6	128*	234*
Entbindung			
- vaginal	38		
- Sectio	16	30 %	24 %
Frühgeburt	4		
Perinataler Tod	1	18*	10,7*
Missbildungssyndrom	1	18*	2,2*
Neonatale Myasthenia gravis	5	9 %	

* Bezogen auf 1.000 Lebendgeburten, **MG**: Myasthenia gravis

Tab. 3.3: Ergebnisse einer italienischen Studie zum Schwangerschaftsverlauf bei Myasthenia gravis (MG) im Vergleich zur italienischen Gesamtbevölkerung (BATACCHI et al., 1999).

Bei der Myasthenie-Therapie von Schwangeren sind folgende Punkte wichtig:

➤ Cholinesterase-Inhibitoren werden als sicher angesehen, jedoch sollten sie nicht intravenös gegeben werden, da dies gegebenenfalls Uteruskontraktionen auslösen kann (MELMS et al., 1998)

➤ Teilweise ist bei Schwangeren eine immunsuppressive Therapie nicht zu vermeiden. Das teratogene Risiko von Glukokortikoiden wird als niedrig eingeschätzt, jedoch ist wohl die Inzidenz von Lippen-Kiefer-Gaumen-Spalten unter einer Steroid-Therapie leicht erhöht. Glukokortikoide sollten in den ersten drei Schwangerschaftsmonaten nur bei zwingender Indikation eingesetzt werden

➤ Azathioprin, so zeigen zumindest Erfahrungen bei Transplantatempfängerinnen, führt nicht vermehrt zu Fehlbildungen oder Entwicklungsstörungen (BATACCHI et al., 1999). Die Azathioprinhersteller empfehlen jedoch die Durchführung einer sicheren Kontrazeption für Frauen während der Therapie und für Männer zusätzlich für weitere sechs Monate nach Therapieende

➤ Keinesfalls dürfen alkylierende Substanzen und Methotrexat während einer Schwangerschaft eingesetzt werden. Überhaupt sollten diese Substanzen nur in Ausnahmefällen gebärfähigen Frauen zur Myasthenie-Behandlung gegeben werden

➤ Zur Krisenintervention während der Schwangerschaft können Immunglobuline oder die Immunadsorption eingesetzt werden. Auch die Plasmapherese soll nicht mit einem besonderem Risiko für die Schwangerschaft verbunden sein (WATSON et al., 1994)

Der Uterus als glatter Muskel wird durch die Myasthenie nicht beeinflusst. Entsprechend ist eine **vaginale Entbindung** möglich. Zu den besonderen Aspekten der Geburtshilfe bei myasthenen Frauen sei auf zwei Übersichtsarbeiten verwiesen (BURKE, 1993; MITCHELL et al., 1992). Die Entbindung sollte unbedingt in einer hauptamtlich besetzten Gynäkologie mit einer Anästhesieabteilung und angeschlossener pädiatrischer Überwachungsstation erfolgen. Auch ist die Betreuung durch einen erfahrenen Neurologen sicherzustellen. Das Neugeborene sollte wegen der Möglichkeit einer neonatalen Myasthenie zumindest für mindestens 3 - 5 Tage postpartal auf einer pädiatrischen Überwachungsstation betreut werden.

Auch das Stillen durch Myasthenie-Patientinnen wird kontrovers beurteilt. Zumindest Müttern mit einer postpartalen Exazerbation, einem hohen Acetylcholinrezeptor-Antikörpertiter beziehungs-

weise mit einer hochdosierten Einnahme von Acetylcholinesterase-Inhibitoren ist davon abzuraten (BODIS et al., 1998). Glukokortikoide und Azathioprin treten in die Muttermilch über, wobei Steroide die kindliche Hormonproduktion hemmen und damit zu einer Wachstumsverzögerung führen können (MELMS et al., 1998).

Angefügt sei, dass Frauen nicht selten zeitlich an die Menstruation gebunden eine Verschlechterung ihrer myasthenen Symptomatik registrieren (LEKER et al., 1998).

3.3.2. Neonatale Myasthenie

Die gegebenenfalls lebensbedrohliche neonatale Myasthenie entwickelt sich bei ca. 10-20 % der Neugeborenen myasthener Mütter. Die kindliche Myasthenie beruht, wie allgemein angenommen wird, nicht auf einem aktiven Immunprozess, sondern auf einer passiven Antikörperübertragung (PAPAZIAN, 1992). Es gibt jedoch auch Hinweise auf eine kindliche Produktion von Acetylcholinrezeptor-Antikörpern als Ursache der neonatalen Myathenie (PILKINGTON et al., 1995).

Unklar ist, warum nur ein Teil der Neugeborenen myasthener Mütter eine Muskelschwäche entwickelt, wobei dieses Risiko nicht vom klinischen Zustand der Mutter oder vom Ausmaß des Antikörpertransfers beeinflusst wird. Die Vermutung, dass das kindliche α-Fetoprotein über eine Hemmung der Antikörperbindung protektiv wirkt, ist experimentell nicht belegt (HEININGER et al., 1984).

Die intrauterine Entwicklung einer **Arthrogryposis multiplex** ist selten und beruht möglicherweise auf der Bildung von Antikörpern gegen die fötale Form des Acetylcholinrezeptor-Ionenkanals (VINCENT et al., 1995; DINGER et al., 1993). Ansonsten entwickelt sich erst innerhalb der ersten 72 Stunden nach die Entbindung die myasthene Symptomatik. Der Muskeltonus der Kinder ist schlaff. Trinken, Schreien und Hustenstoß sind abgeschwächt. Eine Ptose oder eine Augenmuskelparese weisen die betroffenen Neugeborenen dagegen nur gelegentlich auf (☞ Abb. 3.10).

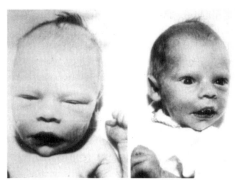

Abb. 3.10: Neonatale Myasthenia gravis. Ausgeprägte myasthene Symptomatik (**links**) bei einem Neugeborenen einer myasthenen Mutter, die im Verlauf weniger Tage komplett verschwand (**rechts**).

Die erkrankten Kinder müssen intensiv klinisch überwacht werden. Die Therapie besteht zur Unterstützung des Trinkens in der Gabe von Acetylcholinesterase-Inhibitoren, wie beispielsweise von 0,05 mg/kg Körpergewicht Neostigmin 20-30 Minuten subkutan oder intramuskulär vor den Mahlzeiten. Die Entwicklung cholinerger Überdosierungszeichen (☞ Kap. 7.2.3.) muss bei den Kindern beachtet werden und ggf. eine Dosisreduktion vorgenommen werden. Gegebenenfalls muss zur Vermeidung einer Aspiration über eine Magensonde gefüttert werden. Eher selten wird eine Beatmung erforderlich. Die Symptomatik klingt meist - entsprechend der Halbwertzeit von Immunglobulinen - innerhalb von Wochen ab (DONAT et al., 1981). Immunsuppressiva werden bei der neonatalen Myasthenie nicht eingesetzt.

3.3.3. Myasthenie im Kindesalter (juvenile Myasthenie)

Kaukasier erkranken vor der Pubertät und insbesondere als Kleinkind nur sehr selten an Myasthenie. Lediglich bei zirka 4 % der Myasthenie-Fälle findet sich ein solch juveniler Erkrankungsbeginn. Ein Drittel dieser juvenilen Fälle weist ausschließlich eine okuläre Symptomatik auf (BUNDEY, 1972). Anders bei asiatischen Myasthenie-Patienten: Japaner erkranken zu 29 % und Hong Kong-Chinesen gar zu 39 % vor dem 15. Lebensjahr mit einem Manifestationsgipfel um das 2.-3. Lebensjahr (WONG et al., 1992). Bei Asiaten verlaufen 70 % der juvenilen Fälle okulär.

Bei kindlichen Fällen von Myasthenia gravis ist die differentialdiagnostische Abgrenzung von den kongenitalen Myasthenie-Syndromen nicht immer leicht, zumal bei der juvenilen Myasthenie Autoantikörper gegen den Acetylcholinrezeptor häufig nicht nachweisbar sind (ANDREWS et al., 1993) (☞ Kap. 6.4.4.).

Die kindliche Myasthenia gravis hat eine vergleichsweise günstige Prognose. Die spontane Langzeitremissionsrate wurde in einer großen retrospektiven Studie der *Mayo Clinic* nach drei Jahren mit 15 % und nach 15 Jahren mit 45 % angegeben (RODRIGUEZ et al., 1983). Bei Kindern asiatischer Herkunft und bei Kaukasiern, die bereits als Kleinkind erkranken, ist die Prognose möglicherweise noch günstiger (ANDREWS et al., 1994; WONG et al., 1992). Dies mag allerdings mit dem höheren Anteil okulärer Verlaufsformen zusammenhängen, die auch ansonsten eher eine günstige Prognose aufweisen.

Therapeutisch sollte vor der Pubertät der Einsatz von Immunsuppressiva, wenn irgend möglich, vermieden werden. Die Empfehlungen zum Einsatz von Glukokortikoiden und Azathioprin sind uneinheitlich (MORTIER, 1994; WESCHKE et al., 1996). Auch die Indikation zur Thymektomie wird kontrovers eingeschätzt. Bei 24 Kindern, die im Alter von 2 bis 16 Jahren wegen einer leichten bis mittelschweren generalisierten Myasthenia gravis thymektomiert worden waren, wurde bei zwei Dritteln eine Remission erzielt (ADAMS et al., 1990). Eine weitere retrospektive Untersuchung zum Langzeitverlauf von 149 Kindern mit juveniler Myasthenie zeigte eine zehnfach höhere Remissionsrate im ersten Jahr nach Thymektomie im Vergleich zu den Fällen, bei denen eine Thymektomie unterblieben war (RODRIGUEZ et al., 1983). Lediglich einzelne Arbeiten berichten über immunologische Auffälligkeiten nach Thymektomie (SCHMIDT et al., 1998; GERLI et al., 1999). Trotz dieser positiven Datenlage ist die Indikation zur Thymektomie vor der Pubertät nicht endgültig geklärt (MELMS et al., 1998).

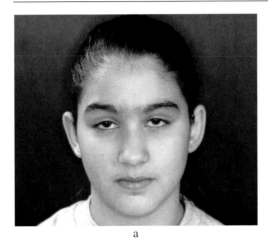

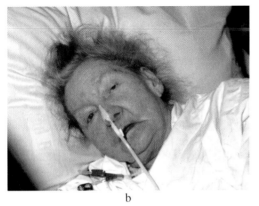

Abb. 3.11a+b: a: Beidseitige Ptose und Angabe von Doppelbildern bei einem 11-jährigen Mädchen mit Myasthenia gravis, **b**: schwere generalisierte Symptomatik mit Schluckstörungen bei einer 84-jährigen Patientin. Die Symptomatik wurde zunächst irrtümlicherweise als Hirnstamm-Infarkt gedeutet.

3.3.4. Altersmyasthenie

Ursprünglich wurde die Myasthenie als Erkrankung vorwiegend des jüngeren Erwachsenen angesehen. Neuere Untersuchungen zeigen jedoch, dass der Anteil der Myasthenie-Patienten, die mindestens 50 Jahre alt sind, zunimmt und nun bei über 60 % liegt. Diese Zunahme der Altersmyasthenie wird auf die Verbesserung von Diagnostik und Therapie sowie auf die demographische Zunahme der älteren Menschen zurückgeführt (PHILLIPS, 1994; AARLI, 1997; AARLI, 1999).

Besonderheiten der jenseits des 50. Lebensjahr beginnenden Altersmyasthenie werden in Tab. 3.4 zusammengefasst. Sie betrifft bevorzugt Männer, ist häufig mit Thymomen assoziiert und eher

schlecht zu therapieren (DONALDSON et al., 1990). Immunologisch finden sich Antikörper gegen quergestreifte Muskulatur, gegen Titin beziehungsweise gegen ein Titin-Fragment (MGT30) bei zirka 50 % der Fälle von Altersmyasthenie und unabhängig vom Lebensalter bei mehr als 90 % der Thymompatienten. Titin-Antikörper sind dagegen bei jüngeren Patienten selten. Im Alter deuten sie möglicherweise auf einen schwereren Krankheitsverlauf hin (SKEI et al., 1995). Titin ist ein myofibrilläres Protein, das an das Aufrechterhaltung der Sarkomerstruktur beteiligt ist.

Die Therapie der Altersmyasthenie wird häufig durch typische Alterskrankheiten wie Herz-Kreislauf-Störungen, Hypertonie oder Diabetes mellitus erschwert. Fehldiagnosen sind nicht selten (☞ Abb. 3.11b; ANTONINI et al., 1996). Unter konsequenter Immunsuppression ist die Prognose gut.

Auch bei Patienten jenseits des 55. Lebensjahrs kann sich eine Thymektomie günstig auswirken (OLANOW et al., 1982). Jenseits des 60.-65. Lebensjahr wird jedoch die Durchführung von Thymektomien allgemein nicht empfohlen, es sei denn, es besteht ein Thymomverdacht.

Thymuspathologie	Hyperplasie[1]	Thymom/WDTC[2]	Atrophie
Manifestationsalter (Jahre)	< 35	15-80	> 50
Verhältnis Männer:Frauen	1 : 3	1 : 1	2 : 1
HLA-Assoziation	B8; DR3	(DR2)	B7; DR2
Autoantikörper gegen			
Acetylcholinrezeptor	30-80%	>90%	90%
Quergestreifte Muskulatur	10-20%	>90%	30-60%
Titin	<5%	>90%	30-40%

Tab. 3.4: Verlaufsformen der Myasthenie in Abhängigkeit von Thymuspathologie und Erkrankungsalter (MARX et al., 1997). [1]Der Begriff Hyperplasie beschreibt keine Vermehrung des Thymusgewebes, sondern die histologische Zunahme des Medulla-Cortex-Verhältnisses. [2] WDTC: well differentiated thymic carcinoma.

3.3.5. Begleiterkrankungen

Bei zirka 10 % der Myasthenie-Kranken findet
sich eine weitere Autoimmunerkrankung (HER-
TEL et al., 1977; CHRISTENSEN et al., 1995;
☞ Tab. 3.5). Dies sind insbesondere eine **Thyreoi-
ditis** beziehungsweise eine **rheumatoide Arthritis**. Bei allen Myasthenie-Patienten muss die
Schilddrüsenfunktion kontrolliert werden, zumal
eine Hyperthyreose die Myasthenie-Symptome
verstärken kann. Das klinische Bild bei einem M.
Basedow kann an eine Myasthenie erinnern, zumal
es bei einem M. Basedow zu einer Thymusvergrößerung kommen kann (NICOLLE, 1999).

Daneben kann die Myasthenie mit einer Reihe
weiterer Autoimmunerkrankungen assoziiert sein,
wie beispielsweise

- Lupus erythematodes (VAIOPOULOS et al.,
  1994)
- perniziöse Anämie
- Thrombozytopenie,
- Sarkoidose (TAKANAMI et al., 1995)
- M. Crohn,
- Colitis ulcerosa (LOSSOS et al., 1995)

Seltene, mit der Myasthenie gemeinsam auftreten-
de Erkrankungen sind das **Lambert-Eaton-Syndrom** (OH et al., 1987), eine **Multiple Sklerose**
(SOMER et al., 1975) oder eine Querschnittsmye-
litis im Rahmen einer retroviralen HTLV-I-
Infektion (IJICHI et al., 1995). Wiederholt wurde
nach allogener **Knochenmarktransplantation**
die Entwicklung einer Myasthenia gravis beobachtet (ZAJA et al., 1997). Auch kommt es ohne
klinisch manifeste Myasthenia gravis nach einer
Knochenmarktransplantation nicht selten zur Ausbildung von Acetylcholinrezeptor-Autoantikörpern (SMITH et al., 1989). Daneben gibt es in
der Literatur Hinweise für eine **autonome Dysfunktion** bei Myasthenie (KIMURA et al., 1989;
LEPORE et al., 1979). An die Möglichkeit eines
Schlafapnoe-Syndroms sollte gedacht werden,
da schlafgebundene Atmungsregulationsstörun-
gen bei generalisierter Myasthenie gehäuft vorkommen sollen (AMINO et al., 1998).

Begleiterkrankungen bei Myasthenie	
Schilddrüsenleiden	29 (10%), darunter keine Hypothyreose
Rheumatoide Arthritis	24 (8%)
Neoplasien	6 (3 Mamma, je 1 Ge- nital-, Bronchial- und Colon-Karzinom)
Epilepsie	2
Lupus erythematodes	1
Perniziöse Anämie	1
Pemphigus, Colitis ul- cerosa und Multiple Sklerose	kein Fall

Tab. 3.5: Begleiterkrankungen bei 308 Myasthenie-
Patienten (HERTEL et al., 1977).

Umstritten ist, ob extrathymische Malignome bei
Myasthenie vermehrt vorkommen oder nicht
(LENNON et al., 1989a; OOSTERHUIS, 1993a;
PAPATESTAS et al., 1971). Die Myasthenia gravis ist nicht mit zentral-nervösen Störungen assoziiert. So findet sich keine Störung von Gedächt-
nisfunktionen (GLENNERSTER et al., 1996;
LÜBKE et al., 1998; ☞ Kap. 7.9.). Die Herzfunk-
tion ist meist nicht beeinträchtigt. Gelegentlich
findet sich jedoch bei Thymom-Patienten eine **fo-
kale Myokarditis**, die zu tödlichen Arrhythmien
führen kann (GIBSON, 1975; MANTEGAZZA et
al., 1990).

3.4. Epidemiologie

Die jährliche Inzidenz der Myasthenie wird mit 3-
4/Million und die Prävalenz mit zirka 60-100/Mil-
lion angegeben (SOMNIER et al., 1991; PHIL-
LIPS, 1994). Die Myasthenia gravis kann in jedem
Lebensalter beginnen (PHILLIPS et al., 1999).
Frauen sind allgemein etwa doppelt und im gebärfähigen Alter sogar dreimal so häufig betroffen
wie Männer (☞ Abb. 3.12). Bei einem Erkrankungsbeginn vor der Pubertät fehlt eine Ge-
schlechtspräferenz. Männer erkranken bevorzugt
im höheren Lebensalter und zeigen dann bevorzugt eine okuläre Verlaufsform. Etwa 10-30 % der
Myasthenie-Patienten weisen ein Thymom auf,
wobei Asiaten seltener davon betroffen sind
(CHIU et al., 1987). Umgekehrt erkranken zirka
30 % der Thymom-Patienten an einer Myasthenia
gravis, wobei Thymome neben der Myasthenie mit

einer Reihe weiterer paraneoplastischer Erkrankungen assoziiert sein können (THOMAS et al.,
1999).

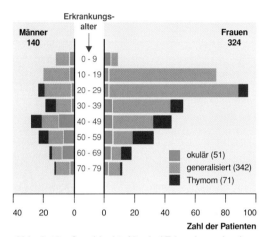

Abb. 3.12: Geschlecht, Alter bei Erkrankungsbeginn,
Verlaufsform und Anteil der Thymom-Patienten bei
500 Myasthenie-Patienten. Alle Thymom-Patienten
wiesen eine generalisierte Myasthenie auf (OOSTER-
HUIS, 1993a).

Pathogenese

4. Pathogenese

4.1. Neuromuskuläre Signal-übertragung

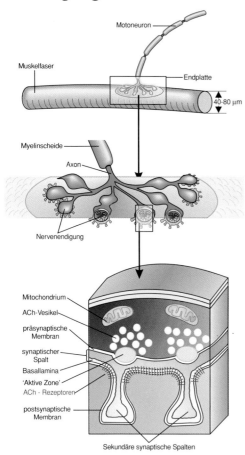

Abb. 4.1: Schematische Darstellung der Endplatten-strukur. **ACh** = Acetylcholin.

Die neuromuskuläre Signalübertragung erfolgt an der motorischen Endplatte (☞ Abb. 4.1). Im menschlichen Skelettmuskel wird jede Muskelfaser lediglich von einer Endplatte innerviert. Das motorische Axon verliert im Bereich der Endplatte seine Myelinscheide und verzweigt sich trauben-artig. Der vorderste Abschnitt des Axons, die Nervenendigung, enthält neben Mitochondrien zahl-reiche mit Acetylcholin gefüllte Vesikel. Nerven-endigung und Muskelfaser werden durch den pri-mären synaptischen Spalt voneinander getrennt. Eine Besonderheit der motorischen Endplatte, die sich nicht bei anderen Synapsen findet, ist die Aus-

bildung von sekundären Spalten, die sich quasi fin-gerförmig vom primären synaptischen Spalt aus-gehend in das Myoplasma einstülpen.

Die AChR (Acetylcholinrezeptor)-Ionenkanäle sind begrenzt auf den oberen Membranbereich der durch die sekundären Spalten gebildeten Falten (FLUCHER et al., 1989). In der Tiefe der Mem-branfalten finden sich spannungsgesteuerte Natri-umkanäle (BOUDIER et al., 1992). Die Acetyl-cholinesterase (AChE) ist an der Basallamina im primären und in den sekundären synaptischen Spalten lokalisiert.

Die elektrophysiologischen Vorgänge bei der neu-romuskulären Signalübertragung beruhen auf un-terschiedlichen Ionenkanälen mit spezifischem Öffnungsverhalten und Ionenselektivität:

Die Ausschüttung von Acetylcholin aus der Ner-venendigung ist Kalzium-abhängig. Präsynaptisch öffnen sich mit der Depolarisation bei einem Ak-tionspotential spannungsgesteuerte Kalziumkanä-le, durch die Kalzium in die Nervenendigung ein-strömt. Kalzium aktiviert eine Calmodulin-abhängige Proteinkinase, die Synapsin I phospho-ryliert. Über Synapsin I sind die Transmittervesi-kel an das Zytoskelett gebunden, wobei die Phosphorylierung von Synapsin I diese Bindung löst. Die mit Acetylcholin gefüllten Vesikel bin-den an die präsynaptische Zellmembran im Be-reich von "**aktiven Zonen**", wo die Vesikelexozy-tose stattfindet. Die Vesikelbindung beruht dort auf der Ausbildung eines Komplexes zwischen dem Vesikelprotein Synaptobrevin und den beiden Zellmembranproteinen Syntaxin und SNAP 25 (SÜDHOF, 1995). Clostridientoxine, wie die Botulinustoxine, wirken als spezifische Proteasen dieser an der Vesikelbindung beteiligten Proteine und verhindern so die Vesikelexozytose (SCHIA-VO et al., 1992).

Die Repolarisation am Ende des nervalen Aktions-potentials beruht auf der Öffnung von Kaliumka-nälen. 3,4-Diaminopyridin, das beim Lambert-Eaton-Syndrom und bei einigen kongenitalen my-asthenen Syndromen (☞ Kap. 6.4.) therapeutisch eingesetzt wird, blockiert diese Kaliumkanäle, wodurch die Repolarisation verzögert und die Transmitterfreisetzung pro Aktionspotential erhöht wird. Das bei der Vesikelexozytose freigesetzte Acetylcholin diffundiert durch den synaptischen Spalt zu den an der postsynaptischen Membran lokalisierten AChR-Ionenkanälen.

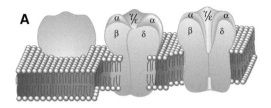

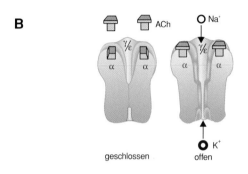

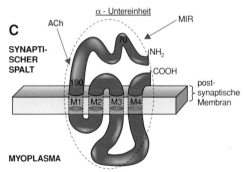

Abb. 4.2: **A:** Schematische Darstellung des Acetylcholinrezeptor-Ionenkanals der aus fünf Untereinheiten besteht. **B:** Die zwei α-Untereinheiten tragen je eine Acetylcholin-Bindungsstelle dieses ligandengesteuerten Ionenkanals. Sind beide Bindungstellen mit Acetylcholin besetzt, öffnet sich der Kanal für Millisekunden. **C:** Weiterhin findet sich an der α-Untereinheit die '*main immunogenetic region*' (MIR). **ACh** = Acetylcholin.

Bei adulten, innervierten Muskelfasern besteht der AChR-Ionenkanal aus fünf Untereinheiten und zwar aus zwei α-Untereinheiten und je einer β-, δ- und ε-Untereinheit (UNWIN, 1998). Diese bilden einen kationenselektiven Ionenkanal. Der denervierte sowie der fötale Muskel bildet statt der ε-

Untereinheit eine γ-Untereinheit. Hier ist im Vergleich zur adulten Form die Offenzeit dieses $α_2βγδ$-AChR-Ionenkanals verlängert und der Leitwert geringer. Die α-Untereinheiten tragen je eine Acetylcholinbindungsstelle. Ist an beide Bindungsstellen ein Acetylcholinmolekül gebunden, öffnet sich der Kanal und bleibt für Millisekunden offen. Mit dem Einstrom von Natriumionen durch den AChR-Ionenkanal kommt es zur Depolarisation im Endplattenbereich, dem synaptischen Potential, die gegebenenfalls ausreicht, ein muskuläres Aktionspotential einzuleiten.

Acetylcholin wird von der Acetylcholinesterase (AChE) in Cholin und Acetat gespalten, die im synaptischen Spalt an der Basallamina sitzt. Cholin wird aktiv von der Nervenendigung wieder aufgenommen, wo die Cholinacetyltransferase erneut Acetylcholin bildet.

Acetylcholinvesikel werden auch einzeln ohne nervalen Impuls ausgeschüttet und führen zu einer geringgradigen postsynaptischen Depolarisation, einem **Miniatur-Endplattenpotential** (**MEPP**). Dieses reicht nicht aus, um ein Muskelaktionspotential auszulösen. Die Transmittermenge der synaptischen Vesikel wird als Quant bezeichnet. Durch ein nervales Aktionspotential kommt es zur Exozytose zahlreicher Transmitterquanten, die postsynaptisch über ein **Endplattenpotential** (**EPP**) ein muskuläres Aktionspotential auslösen. Die Differenz zwischen der durch ein nervales Aktionspotential bedingten postsynaptischen Depolarisation und derjenigen Depolarisation, die gerade noch ausreichen würde, ein muskuläres Aktionspotential auszulösen, wird als **Sicherheitsbereich der neuromuskulären Signalübertragung** bezeichnet (☞ Abb. 4.3). Dieser ist abhängig von

- (1) den Faktoren, die die Quantenfreisetzung beeinflussen

- (2) der Quantengröße, d.h. der Zahl der Acetylcholinmoleküle pro Vesikel

- (3) und dem Quanteneffekt, der von der Endplattengeometrie, der AChE-Aktivität sowie von der Dichte und kinetischen Eigenschaften des Acetylcholinrezeptor-Ionenkanals abhängt

Bei der Myasthenie ist dieser Sicherheitsbereich reduziert und zwar durch eine verminderte AChR-Ionenkanaldichte und eine durch den Immunprozess ausgelöste Endplattendestruktion (☞ Abb. 4.4).

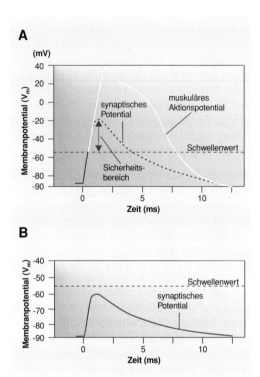

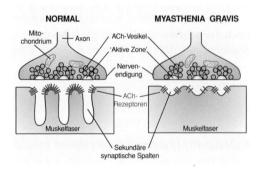

Abb 4.3: Sicherheitsbereich der neuromuskulären Signalübertragung: Dies ist die Differenz zwischen der durch ein nervales Aktionspotential bedingten postsynaptischen Depolarisation (synaptisches Potential oder Endplattenpotential) und derjenigen Depolarisation im Endplattenbereich, die gerade noch ausreichen würde, ein muskuläres Aktionspotential auszulösen.

Abb. 4.4: Bei der Myasthenie ist der Sicherheitsbereich der neuromuskulären Signalübertragung reduziert, und zwar durch eine verminderte AChR-Ionenkanaldichte und eine durch den Immunprozess ausgelöste Endplattendestruktion. So sind die sekundären synaptischen Spalten vereinfacht.

4.2. Humorale Mechanismen

Es ist allgemein anerkannt, dass die Myasthenia gravis eine Antikörper-vermittelte Autoimmunerkrankung ist, wobei der Immunprozess gegen den Acetylcholinrezeptor-Ionenkanal (AChR) gerichtet ist. Die Myasthenie erfüllt die fünf Kriterien einer Antikörper-vermittelten Autoimmunerkrankung:

- (1) AChR-Autoantikörper sind bei 80-90 % der Patienten mit generalisierter Myasthenie nachweisbar. Bei den Fällen von 'seronegativer' Myasthenie entgehen die AChR-Autoantikörper wohl lediglich dem klinisch üblicherweise durchgeführten Immunpräzipitationstest

- (2) Die Interaktion der AChR-Autoantikörper mit dem Autoantigen ist morphologisch darstellbar (☞ Abb. 4.5)

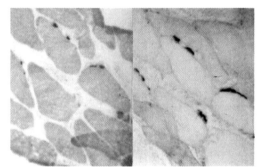

Abb. 4.5: Morphologische Darstellung der Komplementaktivierung als Ausdruck der Immunreaktion im Endplattenbereich bei Myasthenia gravis. **Rechts:** Membrane attack complex immunhistochemisch dargestellt durch das braune Reaktionsprodukt einer Peroxidasereaktion. **Links:** Im korrespondierenden Serienschnitt stellen sich Endplattenbereiche durch das blaue Reaktionsprodukt einer Acetylcholinesterase-Reaktion dar.

- (3) Der Transfer von AChR-Antikörpern induziert myasthene Symptome im Empfängertier, wie von K.V. Toyka gezeigt wurde (TOYKA et al., 1975; TOYKA et al., 1977)

- (4) Immunisierung mit dem Autoantigen führt zur Antikörperbildung und zu Krankheitssymptomen

- (5) Therapeutische Maßnahmen zur Reduktion der Antikörperaktivität führen zu einer Besserung der klinischen Symptomatik

Die polyklonalen AChR-Antikörper (☞ Kap. 5.5.) bei Myasthenie reduzieren den Sicherheitsbereich der neuromuskulären Signalübertragung durch zumindest 3 Wirkmechanismen (☞ Abb. 4.4):

- (1) Durch Antikörper vernetzte AChR-Ionenkanäle unterliegen einer beschleunigten Endozytose und werden rasch abgebaut. Die AChR-Ionenkanaldichte wird reduziert
- (2) Komplement-vermittelt kommt es durch die Antikörperbindung zu einer Destruktion des postsynaptischen Apparats mit einer Vereinfachung des postsynaptischen Faltenapparats
- (3) Den AChR-Antikörpern kommt wohl auch ein direkter pharmakologischer Effekt mit Blockade des AChR-Ionenkanals zu, wie kürzlich mit der Patch clamp-Technik gezeigt wurde (BUFLER et al., 1998)

4.3. Zelluläre Mechanismen und Bedeutung des Thymus

Die Myasthenie ist eine Organ-spezifische, Antikörper-vermittelte und T-Zell-abhängige Autoimmunerkrankung (MARX et al., 1997).

Bei der großen Mehrzahl der Myasthenie-Patienten ist der Thymus morphologisch verändert - von einer Thymitis bis zum malignen Thymom. Bei der Thymitis mit einer lymphofollikulären Hyperplasie (☞ Abb. 4.6) ist die Produktion der AChR-spezifischen Autoantikörper Folge einer klassischen Antigen-ausgelösten Immunreaktion, die wohl vollständig im Thymus erfolgt. Unklar ist, wie es zur Induktion dieser Immunreaktion kommt. Eine mögliche Erklärung hierfür ist das sogenannte **antigene Mimikry**: Eigene oder exogene Antigene, die Epitopen an AChR-Ionenkanälen ähneln, könnten autoreaktive T-Zellen aktivieren. So ist vermutet worden, dass beispielsweise Herpes simplex-Virusinfektionen oder bakterielle Infektionen über ein solches antigenes Mimikry eine Myasthenie induzieren können (SCHWIMMBECK et al., 1989). Möglicherweise sind auch AChR-Epitope auf den **Myoid-Zellen** im Thymus an der Immunpathogenese beteiligt.

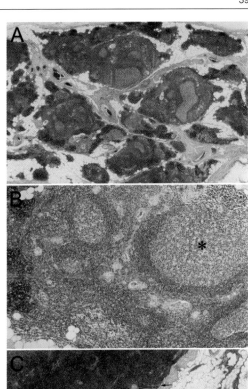

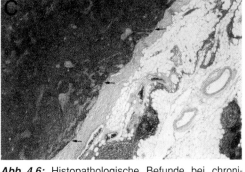

Abb. 4.6: Histopathologische Befunde bei chronischer Thymitis (**A** und **B**) und beim Thymom (**C**). Bei der chronischen **Thymitis** sind die Thymusläppchen durch lymphofollikuläre Infiltrate aufgetrieben (früher sog. Thymushyperplasie). Die follikulären Strukturen (*, **B**) entsprechen aktiven Keimzentren, was eine Stimulation B-Zell-abhängiger Mechanismen belegt. Das als Beispiel gezeigte **Thymom** vom kortikalen Typ (**C**) stellt ein Gemisch von neoplastischen Thymusepithelien und Lymphozyten dar. Die Begrenzung des Tumors (Pfeil) durch eine bindegewebige Kapsel gegenüber dem Fettgewebe mit altersentsprechend rückgebildeten Thymusläppchen (rechte Bildhälfte) ist scharf (Wir danken Herrn Professor Dr. U. Pfeifer, Direktor des Pathologischen Instituts der Universität Bonn, herzlich für die Anfertigung dieser Aufnahmen).

Bei der Thymitis beeinflussen sicherlich genetische Faktoren die Myasthenie-Induktion. Bestimmte HLA (human leucocyte antigen)-Subty-

pen, kommen hier gehäuft vor (☞ Tab. 3.4). Bei
der paraneoplastischen Myasthenie spielen solche
genetischen Faktoren allenfalls eine untergeordne-
te Rolle. Hier kommt wohl der tumorösen Expression von Neurofilamenten als autoantigenen De-
terminanten die entscheidende pathogenetische Bedeutung zu. So beschrieben Schultz et al. ein Neurofilament, das ein AChR-ähnliches Epitop trägt
und dessen Expression in Thymomen mit dem
Auftreten einer paraneoplastischen Myasthenie
assoziiert ist (SCHULTZ et al., 1999). Lediglich
die epithelialen Thymustumoren sind in etwa einem Drittel der Fälle mit einer Myasthenie assoziiert. Den im Skelettmuskel bei Myasthenie gelegentlich nachweisbaren **Lymphorrhagien**, also
interstitiellen Rundzellansammlungen, kommt
wohl keine besondere pathogenetische Bedeutung
zu (NAKANO et al., 1993).

Es ist zu hoffen, dass das immer bessere Verständnis der Pathogenese zu einer Immuntherapie führt,
die selektiv in den der Myasthenie zugrundeliegenden Autoimmunprozess eingreift. Hier gibt es
bereits mehrere experimentelle Ansätze(YI et al.,
1997):

➤ **T-Zell-gerichtete Immuntherapie**
   - Anti-CD4-Antikörper zur Blockade der T-
     Helfer-Zellen (AHLBERG et al., 1993)
   - Interferon-α wirkt sich im Tierexperiment
     günstig aus, kann jedoch beim Menschen eine
     Myasthenie induzieren
   - Nach Antigenkontakt benötigen T-Zellen zur
     Proliferation ko-stimulierende Faktoren, wie
     Cytokine, und Aktivierung von Rezeptoren
     durch Moleküle auf der Oberfläche Antigen-
     präsentierender Zellen, wie B7-1 und B7-2.
     Mit entsprechenden Antikörpern kann diese
     Interaktion blockiert werden (MCINTOSH et
     al., 1998; MCINTOSH et al., 1995)

➤ **Antigen-spezifische Immuntherapie**
   - Eliminierung oder Inaktivierung Antigen-
     präsentierender Zellen (REIM et al., 1992)
   - Peptidanaloga der α-Untereinheit, die an
     HLA-Klasse-II-Moleküle binden und so die
     T-Zell-Stimulierung unterbinden (ZISMAN
     et al., 1995)
   - Nasale beziehungsweise orale Antigengabe
     (KARACHUNSKI et al., 1997)
   - Gabe Anti-Idiotypischer Antikörper (AGIUS
     et al., 1986)

Diagnostik

5. Diagnostik

Das **diagnostische Vorgehen** bei Myasthenie-Verdacht umfasst typischerweise:

➤ **Anamneseerhebung**:
- Doppelbilder
- Kau- und Schluckbeschwerden
- Schwäche proximaler Muskelgruppen
- Zunahme im Tagesverlauf/durch muskuläre Belastung
- Einnahme Myasthenie-verstärkender Medikamente

➤ **Körperliche Untersuchung**:
- Typischerweise rein motorische Störung
- Ptose, Doppelbilder, bulbäre Symptome
- Vorzeitige Ermüdbarkeit in Halteversuchen
- Vitalkapazität

➤ **Zusatzuntersuchungen**:
- Pharmakologische Testung (Edrophonium-chlorid-Test)
- Elektrophysiologie: Serienstimulation, Einzelfaser-EMG
- Labor: Anti-AChR-Autoantikörper, Skelettmuskel-Antikörper, Schilddrüsen-Diagnostik
- Thorax-CT (Thymom ?)
- Bei ausschließlich okulärer oder okulopharyngealer Symptomatik unbedingt CT/NMR des Kopfes zum Ausschluss einer intrakraniellen Raumforderung

5.1. Körperliche Untersuchung

Sollte sich aus dem Beschwerdebild und der Anamneseerhebung der Verdacht auf das Vorliegen einer Myasthenie ergeben, kann eine gezielte durchgeführte neurologische Untersuchung diese Verdachtsdiagnose weiter sichern. Charakteristisch für die Myasthenie ist eine krankhafte Ermüdbarkeit der Muskulatur, die unter muskulärer Belastung auftritt oder sich unter ihr verstärkt. Diagnostisch wegweisend in der klinischen Untersuchung ist insbesondere eine quantifizierbare Zunahme der Muskelschwäche bei bestimmten Tests, wie der Bestimmung der Arm- und Beinvorhaltezeit. Günstig und für rational begründete Therapieentscheidungen wohl unabdingbar ist es, den Krankheitsverlauf regelmäßig mit Hilfe von Myasthenie-Scores zu erfassen, in denen solche klinischen Tests zusammengefasst sind (☞ Kap. 5.2. und Anhang 8.3).

Bei Myasthenie-Patienten mit okulären Symptomen kann gegebenenfalls durch einen über mindestens eine Minute eingehaltenen Aufwärtsblick eine Ptose hervorgerufen oder verstärkt werden (☞ Abb. 5.1 und 5.2). Mit der in diesem sogenannten **Simpson-Test** induzierten Ptose kommt es häufig zu einer kompensatorischen Anspannung des M. frontalis. Bei asymmetrische Ptose kann es durch diese Anspannung des M. frontalis zu einer einseitigen Retraktion des Oberlids kommen (☞ Abb. 5.3). Hebt der Untersucher das herabhängende Augenlid manuell an, wird kontralateral das vorher retrahierte Oberlid herabsinken. Diese "**enhanced ptosis**" erklärt sich aus dem Heringschen Gesetz der gleichmäßigen Innervation (GORELICK et al., 1981). Dagegen wird die Lidretraktion bei endokriner Orbitopathie durch das Anheben des kontralateralen Oberlids nicht beeinflusst.

D.G. Cogan beschrieb das "**lid twitch**"-Zeichen als charakteristisch für eine myasthene Ptose (COGAN, 1965). Der Patient schaut 10-15 Sekunden nach unten und soll dann eine schnelle Refixation in die Primärposition vornehmen. Ein positives lid twitch-Zeichen stellt eine überschießende Aufwärtsbewegung des Lides dar, gefolgt von einem langsamen Zurücksinken in die ursprüngliche ptotische Position.

Die myasthene Ptose geht häufig mit einer Schwäche des M.orbicularis einher. Während der Patient einen kräftigen Lidschluss versucht, trennt der Untersucher manuell die Lider. Bei Myasthenia gravis können die Augenlider oft sehr leicht getrennt werden. Da sich jede Ptose im Laufe des Tages verschlechtern kann, ist die Angabe einer zirkadianen Zunahme der Ptose typisch, aber keineswegs spezifisch für die Myasthenie.

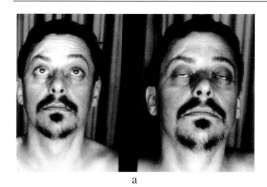

a

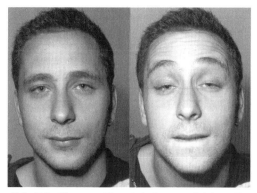

Abb. 5.2: **Simpson-Test** bei einem 22-jährigen Patienten mit einem kongenitalem Myasthenie-Syndrom. Durch einen über 60 Sekunden eingehaltenen Aufwärtsblick kommt zu einer deutlichen Ptose. Kompensatorisch wird der M.frontalis angespannt (SIEB et al., 1998).

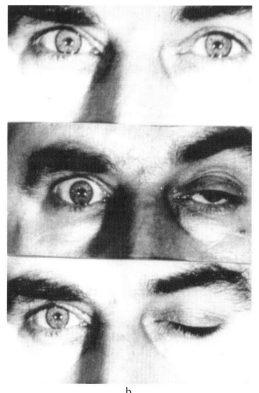

b

Abb. 5.1a+b: **Simpson-Test.** Die Patienten werden aufgefordert, nach oben zu blicken. Nach kurzer Zeit tritt eine Ermüdung der Lidmuskeln und eine beidseitige (**a**) oder einseitige (**b**) Ptose auf. Bei einigen Patienten ist die Ptose durch Seitwärtsblick deutlich stärker provozierbar als beim Blick nach oben.

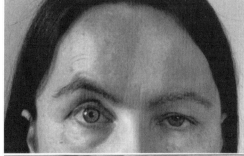

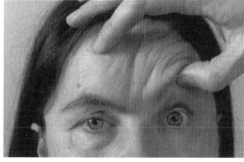

Abb. 5.3: Bei asymmetrische Ptose kann es durch diese Anspannung des M.frontalis zu einer einseitigen Retraktion des Oberlids kommen. Hebt der Untersucher das herabhängende Augenlid manuell an, sinkt kontralateral das vorher retrahierte Oberlid herab. Diese "**enhanced ptosis**" erklärt sich aus dem Heringschen Gesetz der gleichmäßigen Innervation. Bei endokriner Orbitopathie wird dagegen die Lidretraktion durch das Anheben des kontralateralen Oberlids nicht beeinflusst.

Die Störung der Augenmotilität im Rahmen der Myasthenie kann als eine auf einen Muskel begrenzte Schwäche erscheinen oder aber eine gegebenenfalls auch kombinierte Hirnnervenparese oder eine supranukleäre Parese imitieren. Klinisch sind die bei Myasthenie geklagten Doppelbilder häufig auch nicht sicher zuordbar. Hilfreich kann hier die Durchführung des sogenannten **Rotglas-Tests** sein.

Durchführung des Rotglas-Tests

Einer Konvention folgend wird ein **rotes** Glas vor das **rechte** Patientenauge gehalten und damit das Bild des rechten Auges gekennzeichnet, da es rot erscheint. Zusätzlich kann ein grünes Glas vor das linke Patientenauge gehalten werden (sog. "Lancester Rot-Grün-Test"). Bei der kombinierten Anwendung von rotem und grünem Filter werden die Bilder des rechten und linken Auges leichter identifiziert und so die Genauigkeit der Patientenantworten verbessert. Der Patient wird aufgefordert, zuerst auf ein Fixationslicht in 6 m Entfernung und dann auf ein Fixationslicht in 35 cm Entfernung zu schauen. Der Patient wird gefragt, ob er während der Fixation in Nähe und Ferne zwei getrennte Lichter im Raum sieht, ein rotes und weißes (oder grünes, wenn ein Grünfilter verwendet wird). Das Vorhandensein bzw. Fehlen einer Schielstellung wird dann in den Hauptblickrichtungen in Nähe und Ferne bestimmt. Die Wahrnehmung von zwei getrennten Bildern ist Zeichen einer Schielstellung.

5.2. Klinische Klassifikationen und Scores

In der Vergangenheit wurden eine Reihe von Klassifikationen und klinische Scores zur Beurteilung der Myasthenia gravis vorgeschlagen. Zur Bewertung des langfristigen Verlaufs der Erkrankung über längere Zeiträume haben sich die **Klassifikationen nach OSSERMAN und GENKINS** (1966 und 1971) durchgesetzt. Generalisierte Formen der Myasthenia gravis werden mit dieser Klassifikation in drei Schweregrade eingeteilt (☞ Tab. 8.1). Okuläre Formen sowie schwere Defektmyasthenien mit Muskelatrophie werden jeweils in einer eigenen Kategorie erfaßt. Im klinischen Gebrauch hat es sich als günstig erwiesen, die Klasse 2 nochmals in die Klassen 2a (ohne) und 2b (mit bulbärer Symptomatik) zu unterteilen (PERLO et al., 1966). Die Höhe der Klasse korreliert nicht immer mit dem Schweregrad der Erkrankung, z.B. kann ein Patient der Klasse 3 durch Dyspnoe mit der Notwendigkeit der Beatmung vital wesentlich bedrohter sein als ein adaptierter Patient der Klasse 4. Die Klassifikation erfaßt somit unterschiedliche Formen der Erkrankung sowie deren Schweregrad und gibt Auskunft über eine mögliche Progression, ist jedoch nicht geeignet, den aktuellen klinischen Befund mit detaillierter Erfassung der Schwäche einzelner Muskelgruppen zu beschreiben.

Demgegenüber bedeutet in der **Klassifikation nach OOSTERHUIS** (OOSTERHUIS et al., 1983) eine höhere Klasse auch eine schwerere Krankheitsausprägung, gemessen an der funktionellen Behinderung des Patienten im täglichen Leben (☞ Tab. 8.2). Diese Klassifikation wurde zunächst als Instrument für eine klinische Studie entwickelt, die einen Zusammenhang zwischen Antikörper-Titer und klinischem Status untersuchte. Auch wenn diese Klassifikation etwas grob erscheint und Unschärfen, besonders zwischen den Klassen 2 und 3 aufweist, so ist sie doch in der Lage, für den Patienten bedeutsame Änderungen gut zu erfassen.

Zur aktuellen Beurteilung und Beschreibung des Befundes im Verlauf, z.B. nach Änderung eines Therapieregimes wurden **spezifische Myasthenie-Scores**, sowohl für die generalisierte Myasthenie (BESINGER, et al., 1981) als auch für die rein okulären Formen der Erkrankung entwickelt (SCHUMM, 1985). Daneben stehen für spezielle Fragestellungen weitere Scores zur Verfügung, wie z.B. der Disability-Status Scale (DSS) für die Myasthenie nach SZABOR (1976) und der Myasthenie-Score nach MERTENS (1969).

Der 1981 von BESINGER et al. veröffentlichte und in der Folgezeit vielfach modifizierte Score erfasst in 10 Parametern das Ausmaß der Myasthenie in der Rumpfmuskulatur, der fazio-pharyngealen Muskulatur, der Atmung und der Okulomotorik (BESINGER et al., 1981; TOYKA und HOHLFELD, 1999). Er erlaubt eine genaue Dokumentation des individuellen Krankheitsstatus mit quantifizierenden, symptombezogenen Einteilungen. Das Auftreten myasthener Symptome wird im zeitlichen Verlauf zwischen normaler Muskel-funktion und schwerer Beeinträchtigung von 0 - 3 unterteilt. Im Unterschied zu den sonst gebräuchli-chen Muskelfunktions- oder Kraftprüfungen un-terscheidet sich der spezifische Myasthenie-Score durch die besondere Würdigung des Zeitfaktors bis zum Auftreten bestimmter motorischer Defizi-te, z.B. die Zeit bis zum Absinken der Arme im Armhalteversuch. Die Testung muss immer zur gleichen Tageszeit und in einem definierten zeitli-chen Abstand zur letzten Medikamenteneinnahme erfolgen - ansonsten sind die Ergebnisse nicht ver-gleichbar. Bei generalisierter Myasthenie werden die okulären Parameter nicht berücksichtigt. Auf Grund des klaren Aufbaues liefert der Myasthenie-Score nach BESINGER auch bei relativ unerfahre-nen Untersuchern verlässliche Ergebnisse. Die Anwendung des Scores erfordert die maximale Motivation des Patienten. Im Einzelfall kann die Interpretation des Ergebnisses durch die einge-schränkte Mitarbeit des Patienten oder durch die Überlagerung mit anderen myasthenen (z.B. ein-geschränkte Vitalkapazitätsmessung bei bulbärer Schwäche) oder nicht myasthenen Symptomen be-einträchtigt sein. Kritisch muss auch angemerkt werden, dass die gleichwertige Wichtung der ein-zelnen Unterpunkte im Gesamt-Score keine Ein-schätzung der vitalen Bedrohung eines Patienten zulässt. Beispielsweise könnte eine bedrohliche respiratorische Situation eingetreten sein und die-ser Effekt durch gleichzeitige Besserung der Ex-tremitätenkraft im Gesamt-Score verdeckt blei-ben. Um die Empfindlichkeit des Scores, insbe-sondere in der Beurteilung schwerwiegenderer Störungen zu erhöhen, verwenden wir in unserer klinischen Routine eine leicht modifizierte Va-riante des Myasthenie-Scores (☞ Tab. 8.3). Myas-thene Symptome mit mäßiger und schwerer Aus-prägung werden gesondert gewertet und durch de-ren Anzahl dividiert (sog. **reduzierter Myasthe-nie-Score**). Veränderungen in den akut betroffe-nen Parametern zeichnen sich hierdurch verlässli-cher nach.

Für die **okuläre Myasthenie** ist eine differenzierte Bewertung okulomotorischer Störungen erforder-lich. Der speziell hierfür von SCHUMM und DICHGANS entwickelte Score (☞ Tab. 8.4), hat sich mittlerweile im klinischen Alltag gut bewährt. Zur Ermittlung des Punktwertes werden die äuße-ren Augenmuskeln und die Lidhebermuskulatur

getrennt in 11 Stufen bewertet und dann als Mittel-wert verrechnet (SCHUMM, 1985).

Der "**Disability Status Scale**" nach SZABOR (1976; ☞ Tab. 8.5) lehnt sich an die bei der Multi-plen Sklerose gebräuchliche Funktionsskala nach KURTZKE (1970) an. Bewertet wird der Behin-derungsgrad des Patienten in 10 Stufen, basierend auf einer 5-stufigen Einzelbewertung von sechs funktionellen Systemen wie z.B. okulomotori-schen, fazialen, bulbären oder respiratorischen Funktionen (☞ Tab. 8.5). Alle erzielten Score-Werte werden angegeben (Beispiel: Behin-derungsgrad 5 [okulär 4, fazial 3, bulbär 3, Extremi-täten 2, Atmung 1, Andere 1]). Im klinischen All-tag hat sich der Score nach SZABOR ebensowenig durchgesetzt wie der **Myasthenie-Score nach MERTENS** (☞ Tab. 8.6).

> Alle momentan gebräuchliche Klassifikationen und Scores liefen verlässliche Verlaufsparame-ter zur Einschätzung der myasthenen Sympto-matik, sie ersetzen jedoch keinesfalls die indivi-duelle, Score-unabhängige klinische Beurtei-lung.

5.3. Pharmakologische Testung

Die klinische Untersuchung kann mit einem phar-makologischen Test und Gabe eines kurzwirken-den Acetylcholinesterase-Inhibitors Edrophoni-umchlorid (Camsilon®, früher Tensilon®) kombi-niert werden. Edrophonium ist eine rasch wirksa-me Substanz, die innerhalb von 20-30 Sekunden zu einer Verlängerung der Wirkzeit von Acetyl-cholin im synaptischen Spalt für 3-10 Minuten führt und dadurch die Rahmen der Myasthenie ver-minderte Acetylcholinrezeptor-Dichte kompen-sieren kann. Der Edrophonium-Test wird gemein-hin als sicher angesehen (VANDYK et al., 1980). Trotzdem besteht prinzipiell die Möglichkeit von gegebenenfalls lebensbedrohlichen, muskariner-gen Nebenwirkungen, wie der Induktion einer Bradykardie.

Durchführung des Edrophonium-Test
(Camsilon®-Test, früher Tensilon-Test®)

➤ 1. Der Test ist nur sinnvoll, sofern eindeutige Zielsymptome, wie eine Ptose, vorliegen. Günstig ist es, den Edrophonium-Effekt photographisch oder als Video zu dokumentieren

➤ 2. Legen eines stabilen venösen Zugangs. Aufziehen von 1 ml Lösung (enthält 10 mg Edrophoniumchlorid, zu beziehen über eine internationale Apotheke) zusammen mit 9 ml physiologischer Kochsalzlösung. Der Patient sollte während des Tests auf einer Liege oder einem Bett sitzen

➤ 3. Unbedingt in einer 2. Spritze das Antidot Atropin (0,5 mg-1,0 mg) griffbereit legen, das bei ausgeprägten muskarinergen Nebenwirkungen (Bradykardie und hypotone Kreislauf-Reaktion) sofort zu verabreichen ist. Patienten mit bekannter Kollapsneigung sollten nach dem Test 1/2 Ampulle Atropin erhalten und noch einige Zeit beobachtet werden

➤ 4. Gabe einer Testdosis von 2 mg Edrophonium (= 2 ml) und Beobachtung der Wirkung und Begleiterscheinungen über die nächsten 30-60 Sekunden. Bei einer objektivierbaren Besserung ist der Test positiv und kann beendet werden.
Ansonsten werden nach 1 Minute bei guter Verträglichkeit weitere 3 mg und ggf. bei dann weiterhin unsicherer Wirkung auch noch die restlichen 5 mg Edrophonium nach 1-2 Minuten gegeben, wobei sich ein Faszikulieren der Augenlider einstellt.
Bei Kindern werden 2-3 fraktionierte Gaben von 0,02 mg/kg Körpergewicht eingesetzt

➤ 5. Die myasthenen Symptome sollten sich nach 5-30 Minuten wieder einstellen

➤ 6. Relative Kontraindikationen sind bradykarde Herzrhythmusstörungen und ein Asthma bronchiale. Sollte man sich hier doch zur Testdurchführung entschließen, muss eine intensivmedizinische Ausrüstung unmittelbar verfügbar sein

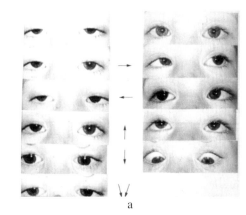

a

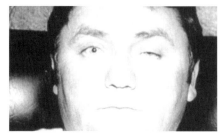

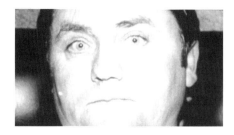

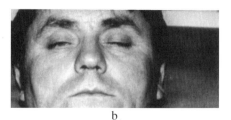

b

Abb. 5.4a+b: Verhalten okulomotorischen Störungen im **Edrophonium-Test**. **a**: In der linken Bilderreihe sind schwere, komplexe okulomotorische Störungen in alle Blickrichtungen dargestellt, die sich nach Gabe von Edrophoniumchlorid (rechte Bildreihe), teilweise deutlich, bessern (positiver Edrophonium-Test). **b**: Nach intravenöser Gabe von Edrophoniumchlorid ist die zuvor deutliche, linksbetonte Ptose (oben) vollständig reversibel (Mitte) und nach Nachlassen der Medikamentenwirkung erneut sichtbar (unten).

Der Edrophonium-Test ist **keineswegs spezifisch für die autoimmune Myasthenie** und sollte nicht als alleiniges Kriterium für therapeutische Entscheidungen herangezogen werden. Ein positiver Testausfall wird auch bei manchen kongenitalen Myasthenie-Syndromen und gelegentlich auch bei Patienten mit einem Lambert-Eaton-Syndrom beobachtet (O'NEILL et al., 1988). Ein negativer Ausfall schließt nicht die Möglichkeit einer angeborenen Störung der neuromuskulären Signalübertragung aus. So führt die Gabe von Acetylcholinesterase-Inhibitoren bei Patienten mit einer angeborenen Acetylcholinesterase-Defizienz selbstredend nicht zu einer Besserung der Muskelkraft. Falsch-positive Reaktionen wurden bei einer Reihe von zentralnervösen Erkrankungen berichtet, wie beim Vorliegen eines Ponsglioms (DIRR et al., 1989).

Manchmal ist es sinnvoll, einen länger als Edrophoniumchlorid wirksamen Acetylcholinesterase-Inhibitor, wie Neostigmin, in der pharmakologischen Myasthenie-Testung einzusetzen, der eine wiederholte Beurteilung über einen längeren Zeitraum hinweg erlaubt:

Durchführung des Neostigmin-Tests
➤ Testung der Zielsymptome
➤ Subkutane Gabe von 0,5 mg Atropin
➤ Erneute Überprüfung der Zielsymptome nach 10 Minuten
➤ Gabe von 1-2 mg Neostigmin (1 mg/50kg Körpergewicht) intramuskulär
➤ Überprüfung der Zielsymptome nach 10, 20 und 30 Minuten sowie nach 2 Stunden

Andere früher eingesetzte pharmakologische Teste, wie ein Curare-Test oder ein Chinin-Belastungstest, sind risikoreich und heute mit der Möglichkeit der elektrophysiologischen und serologischen Diagnosesicherung nur noch in Ausnahmefällen indiziert. Auch die lokal begrenzte Injektion von Curare in einen bestimmten Muskel, dessen Dekrementreaktion dann mit einer niederfrequenten Serienstimulation (☞ Kap. 5.4.1.) überprüft wurde, hat sich diagnostisch als nicht sonderlich hilfreich erwiesen (HERTEL et al., 1977).

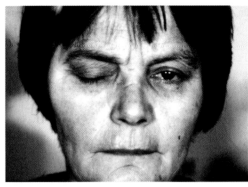

a

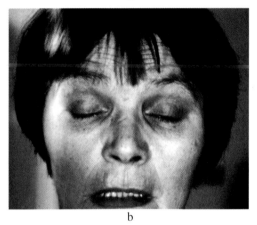

b

Abb. 5.5a+b: Verhalten der okulomotorischen Störungen im Curaretest. Isolierte Ptose rechts und deutliche Verschlechterung der myasthenen Symptomatik nach Injektion einer geringen Menge Curare bei einer Patientin mit Verdacht auf Myasthenie. Die durch den Test hervorgerufene myasthene Schwäche bestätigt die Diagnose einer Myasthenia gravis.

5.4. Elektrophysiologie

5.4.1. Serienreizung

Diese Techniken zielen darauf ab, physiologische Belastungssituationen durch eine standardisierte Nerv-Muskel-Reizung zu simulieren (DENGLER, 1996). Das methodische Grundprinzip besteht darin, einen motorischen Nerv repetitiv supramaximal zu stimulieren, die dadurch ausgelösten Summenaktionspotentiale eines abhängigen Muskels abzuleiten und im Verlauf zu beurteilen. Klinisch kommen unterschiedliche Tests mit nieder- beziehungsweise mit hochfrequenter Stimulation sowie mit einer Kombination aus willkürlicher Muskelkontraktion und unterschiedlichen Stimulationsmustern zum Einsatz.

In der Myasthenie-Diagnostik sollte die Ableitung nicht in erster Linie an den sonst in der motorischen Neurographie üblichen kleinen Hand- und Fußmuskeln erfolgen. Diese Muskeln liefern meist nur bei schweren, generalisierten Myasthenien einen pathologischen Befund. Wir untersuchen dagegen routinemäßig des M. trapezius mit Stimulation des N. accessorius und einen vom N. facialis versorgten Muskel, wie den M. frontalis (☞ Abb. 5.6) (SCHUMM et al., 1984). Ansonsten sollten, sofern dies technisch möglich ist, klinisch betroffene Muskeln untersucht werden. Reizung und Ableitung erfolgen mit Oberflächenelektroden.

Die niederfrequente Serienstimulation mit 2 oder 3 Hz ist besonders gut zur Erfassung der Myasthenia gravis geeignet. Höhere Reizfrequenzen können gegebenenfalls über eine physiologische Facilitation der neuromuskulären Signalübertragung eine leichte myasthene Reaktion überdecken. Diagnostisch wird bei der niederfrequenten Serienstimulation die Amplitude (oder Fläche) der fünften mit derjenigen der ersten Muskelantwort verglichen. Überwiegend wird eine Amplitudenabnahme, also ein **Dekrement**, von mehr als 10 % als sicher pathologisch angesehen. Nach der fünften Reizantwort kommt es meist wieder zu einem leichten Amplitudenanstieg.

Ein pathologisches Dekrement ist keineswegs spezifisch für die Myasthenia gravis. Es wird auch bei anderen Endplattenerkrankungen, wie dem präsynaptisch verursachtem Lambert-Eaton-Syndrom, beobachtet und kann beispielsweise auch bei der amyotrophen Lateralsklerose gefunden werden (MULDER et al., 1959). Auch die Sensitivität der Dekrement-Untersuchung ist nicht allzu hoch. Ein pathologisches Dekrement kann in 50 % bei einer leichten Myasthenie-Symptomatik und in 80 % bei einer schweren generalisierten Myasthenie erwartet werden (☞ Tab. 5.2).

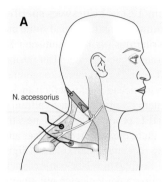

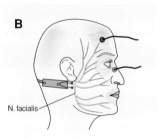

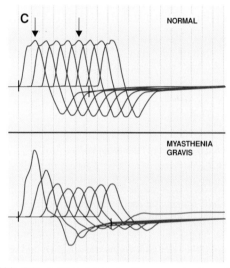

Abb. 5.6: **A**: Stimulation des N.accessorius im seitlichen Halsdreieck hinter dem M.sternocleidomastoideus. Differente Hautelektrode (rot) über dem Halsteil des M. trapezius in der Mitte zwischen dem Dornfortsatz HWK 7 und Akromion, knapp dorsal der Schulterrundung. **B**: Die Stimulation des N. facialis erfolgt unmittelbar unter dem Ohrläppchen. Ableitung beispielsweise vom M. frontalis. Die indifferente Elektrode liegt am ipsilateralen Nasenflügel. **C**: Darstellung der Muskelantwortpotentiale bei einer niederfrequenten Serienstimulation. Verglichen wird das 1. mit dem 5. Potential.

Diagnostisch hilfreich ist die zusätzliche Serientestung während der sogenannten "**posttetanischen Erschöpfung**". Der Patient kontrahiert mindestens für 30 Sekunden den zu testenden Muskel mit maximaler Willkürleistung. Dann wird drei bis vier Minuten lang in Ruhe gewartet und anschließend das Dekrement erneut gemessen. Bei der Myasthenie kann in dieser Phase nach erfolgter Muskelarbeit ein vorab fragliches Dekrement eindeutig pathologisch werden. Teilweise wird auch protrahiert über 4-5 Minuten mit 3 Hz gereizt und dann posttetanisch die Dekrementreaktion überprüft, wobei durch eine Esmarch-Blutleere die Sensitivität des Tests weiter erhöht wird (DESMEDT et al., 1977).

Methodisch wichtig ist die Beachtung der Körpertemperatur. Zu niedrige Temperaturen können falsch negative Ergebnisse bedingen (RICKER et al., 1977). Günstig ist es deshalb, vor der Untersuchung die Hauttemperatur zu bestimmen, die mindestens 34 °C betragen sollte, und gegebenenfalls dann mit einer Wärmelampe aufzuwärmen. Weiterhin muß die Reizstärke während der Serienreizung unbedingt stabil supramaximal bleiben, weswegen ein Verschieben oder Verrutschen der Reizelektrode unterbleiben muss.

5.4.2. Einzelfaser-Elektromyographie

Mit diesem besonderen Elektromyographie-Verfahren wird die zeitliche Variabilität der Entladungen einzelner oder weniger Fasern einer motorischen Einheit und die "Faserdichte" bestimmt. Bei einer Störung der neuromuskulären Signalübertragung zeigt sich ein erhöhter Jitter. Mit Jitter wird der physiologische Abstand zwischen Aktionspotentialen zweier Muskelfasern derselben motorischen Einheit bezeichnet; dieser Abstand variiert und beträgt im normalen Muskel zirka 20 μs (STÖHR et al., 1987). Dabei können verschiedenste Muskeln untersucht werden, die der niederfrequenten Serienstimulation nicht zugänglich sind (SANDERS et al., 1979).

Das Einzelfaser-EMG ist sehr sensitiv. Ein pathologischer Befund im M. extensor digitorum communis findet sich in 84 % der Patienten mit einer leicht ausgeprägten generalisierten Myasthenie und in 66 % der Fälle mit einer okulären Verlaufsform. Durch Untersuchung weiterer Muskeln, insbesondere im Gesichtsbereich, wird Sensitivität der Methode weiter erhöht. Dann werden bis zu 95 % der Fälle leichter generalisierter Myasthenie und bis zu 88 % der okulären Fälle mit dieser Methode nachgewiesen (SANDERS et al., 1986). Mit dem Einzelfaser-EMG können jedoch die unterschiedlichen Endplattenerkrankungen nicht sicher voneinander abgegrenzt werden. Einer weitergehenden Verbreitung in der Routinediagnostik steht insbesondere entgegen, dass diese zeitaufwendige Methode eines Arztes mit besonderer Expertise bedarf, und dass sie entsprechend nur von wenigen ausgewiesenen EMG-Laboren angeboten wird. Insgesamt sollte auch die Gefahr falsch positiver Resultate durch Erkrankungen, die mit einer Nervenfaserregeneration verbunden sind, nicht unterschätzt werden (THURSTON et al., 1984)

5.4.3. Standard-Elektromyographie

Die Elektromyographie mit der konzentrischen Standardelektrode liefert für die Diagnostik der Myasthenie keinen wesentlichen Beitrag. Wichtig ist, dass gelegentlich bei der Myasthenia gravis Fibrillationen, insbesondere in bulbären und paraspinalen Muskeln registriert werden (BARBIERI et al., 1982). Teilweise fällt dem erfahrenen Untersuche bei der EMG-Untersuchung eine gewisse Variabilität der Einzelpotentiale auf. Immerhin in nahezu 20 % der Myasthenie-Patienten und zwar insbesondere bei solchen mit Antikörpern gegen quergestreifte Muskulatur soll ein myopathisches Muster mit einer leichten Verkürzung der Potentialdauer bestehen (SOMNIER et al., 1989).

5.4.4. Stapedius-Reflex

Bei einer Beschallung normalerweise mit etwa 70-80 dB über der Hörschwelle kommt es bilateral zur Kontraktion des vom N. facialis innervierten M. stapedius am Trommelfell. Die Kontraktion des Muskels kann über die Messung der dadurch bedingten Impedanzänderung des Trommelfells erfasst werden. Eine fortgesetzte Stimulierung bedingt bei der Myasthenie eine Abnahme der akustischen Impedanz durch die abnehmende Kraft des M. stapedius. Auch der Effekt von Edrophoniumchlorid kann über den Stapedius-Reflex bestimmt werden. Die Durchführung dieser schmerzlosen Untersuchung in einer HNO-Abteilung bietet sich insbesondere bei Kindern mit Myasthenie-Verdacht an. Die Erfahrungen mit dieser diagnostischen Methode sind jedoch insgesamt beschränkt (AHUJA et al., 1980; KRAMER et al., 1981; OOSTERHUIS et al., 1985).

5.5. Antikörperdiagnostik

Die Testung auf Acetylcholinrezeptor (AChR)-Autoantikörper ist neben den klinischen und pharmakologischen Tests eine wichtige diagnostische Maßnahme zur Diagnosesicherung. Die Autoantikörper sind polyklonalen Ursprungs und gegen unterschiedliche antigene Strukturen des AChR-Ionenkanals gerichtet (☞ Kap. 4.1.). Drei Typen von AChR-Autoantikörpern werden dabei unterschieden:

➤ bindende

➤ modulierende und

➤ blockierende AChR-Antikörper

In Deutschland wurde zumindest bis zum Herbst 1999 lediglich die Bestimmung von bindenden Antikörpern angeboten.

➤ **AChR-bindende Antikörper**:

Diese Antikörper werden mit dem in der Myasthenie-Diagnostik in erster Linie eingesetzten Immunpräzipitations-Assay nachgewiesen, wobei mit ^{125}J-α-Bungarotoxin markierte humane AChR aus Amputatmuskeln bzw. aus einer Rhabdomyosarkom-Zelllinie eingesetzt werden. α-Bungarotoxin, ein Polypeptid und Bestandteil mancher Schlangengifte, bindet nahezu irreversibel an die α-Untereinheit des AChR-Ionenkanals.

Bindende Antikörper sind vorwiegend gegen einen extrazellulären Abschnitt der α-Untereinheit des AChR-Ionenkanals gerichtet. Diese "main immunogenic region (MIR)" umfasst die Aminosäuren 67 bis 76 der α-Untereinheit und schließt die Acetylcholin-Bindungsstelle nicht mit ein (☞ Abb. 4.2). Manche Autoren bezweifeln jedoch, dass der AChR-Ionenkanal tatsächlich ein solches immunologisches Hauptziel aufweist (LENNON et al., 1989b). Die Antikörperbindung an den Ionenkanal führt zur Komplementaktivierung und schließlich zur Endplattendestruktion.

Bei zirka 90 % der Fälle von generalisierter My-

asthenie findet sich ein positiver AChR-Antikörperbefund. Dagegen werden bei rein okulären Erkrankungen in nur ca. 50 % AChR-Autoantikörper nachgewiesen. Ein fehlender Nachweis von AChR-Autoantikörpern schließt die Diagnose einer Myasthenie also keineswegs aus. Bei einem breiten Spektrum von Erkrankungen (☞ Tab. 5.1) wie auch bei Verwandten von Myasthenie-Patienten werden gelegentlich AChR-Antikörper meist in einem geringen Titer nachgewiesen, ohne dass klinisch eine Myasthenie besteht. Bei einem überraschenden AChR-Antikörpernachweis, wie bei Patienten mit der Diagnose einer amyotrophen Lateralsklerose, sollte dies nach einer Laborkontrolle Anlass zur diagnostischen Überprüfung sein.

Die absolute Höhe der AChR-Antikörpertiters korreliert nicht mit der jeweiligen Schwere der klinischen Symptomatik, da wohl nur ein Teil der polyklonalen AChR-Antikörper, die im Immunpräzipitationstest nachgewiesen werden, tatsächlich pathogen wirken. Allerdings spiegelt in der Regel eine Veränderung des individuellen AChR-Antikörper-Titers eine Änderung des klinischen Schweregrads wider, wobei der Anstieg bzw. Abfall des Titers der klinischen Verbesserung oder Verschlechterung zeitlich vorangeht (BESINGER et al., 1983). Gemeinhin ist eine über mindestens 12 Monate anhaltende Reduktion des jeweiligen Antikörper-Titers um mehr als 50 % mit einer anhaltenden klinischen Besserung verbunden

➤ **AChR-modulierende Antikörper**:

Diese Antikörper werden in einem Bioassay nachgewiesen, wobei diese Antikörper gegebenenfalls die AChR-Dichte einer Myoblastenkultur reduzieren. Modulierende Antikörper sind gegen Epitope gerichtet, die mehr als einmal auf auf dem AChR-Ionenkanal vorhanden sind. Entsprechend vernetzen sie benachbarte AChR-Ionenkanäle. Über eine Endozytose kommt es somit zu einem beschleunigtem AChR-Abbau

➤ **AChR-blockierende Antikörper**:

Diese Antikörper binden nahe oder direkt an die Acetylcholinbindungsstelle. Der Nachweis erfolgt mit einem modifiziertem Immunpräzipitationstest, wobei gemessen wird, inwieweit die Bindung von ^{125}I-α-Bungarotoxin an den

Erkrankung	n	Literaturstelle
Thymom ohne Myasthenie	2/11[a], 5/11	(TOYKA et al., 1986; LIMBURG et al., 1983)
Rheumatoide Arthitis mit D-Penicillamin-Behandlung	3/35, 3/100	(LIMBURG et al., 1983; GARLEPP et al., 1983)
Biliäre Zirrhose	16/17	(SUNDEWALL et al., 1984)
Systemischer Lupus erythematodes	0/20, 2/70	(LIMBURG et al., 1983; GARLEPP et al., 1982)
Hämatologische Erkrankungen	8/62	(LEFVERT et al., 1987)
Nach Knochenmarktransplantation	21/52	(LEFVERT et al., 1987)
Down-Syndrom	9/38, 0/30	(TANAKA et al., 1983; ROBB et al., 1985)
Patienten älter als 60 Jahre mit zerebrovaskulärer Erkrankung	9/50	(TANAKA et al., 1983)
Patienten älter als 70 Jahre mit Schilddrüsen-Antikörpern	3/40	(ROBB et al., 1985)
Amyotrophe Lateralsklerose	2/22	(HOWARD et al., 1987)
Tardive Dyskinesie	22/34	(LIEBERMAN et al., 1984)
Verwandte von Myasthenie-Kranken	34/68, 0/48	(PASCUZZI et al., 1988; PIRSKANEN et al., 1984)
Lambert-Eaton-Syndrom	0/50	(O'NEILL et al., 1988)
"Pseudomyasthenie"	5/157	(OOSTERHUIS et al., 1991)

Tab. 5.1 Nachweis von Acetylcholinrezeptor-Autoantikörpern ohne bestehende Myasthenie (OOSTERHUIS, 1993b). [a] Anzahl der positiven Fälle/Gesamtzahl der untersuchten Fälle. Bei der "Pseudomyasthenie" liegt eine funktionelle Störung vor.

AChR blockiert wird. Solche Antikörper sind bei 52 % aller Myasthenie-Patienten vorhanden, jedoch nur bei 1 % der Myasthenie-Patienten finden sich blockierende AChR-Antikörper ohne Nachweis von bindenden AChR-Antikörpern (HOWARD et al., 1987).

Die wichtigsten **Indikationen** zur **AChR-Antikörperbestimmung** sind:

- Zur Diagnosesicherung bei klinischem Myasthenie-Verdacht
- Bei Thymom-Patienten, um eine paraneoplastische Myasthenia gravis rechtzeitig zu erfassen
- Zur Therapiekontrolle insbesondere bei Abänderung einer immunsuppressiven Therapie, bei Verschlechterung der Symptomatik oder in besonderen klinischen Situationen, wie beim Bestehen einer Schwangerschaft. Ein Abstand zur Voruntersuchung von mindestens 10-12 Wochen sollte eingehalten werden, sofern nicht eine engmaschige Kontrolle bei krisenhaft erkrankten Patienten erforderlich ist. Nicht sinnvoll ist

die Routinekontrolle, z.B. alle acht Wochen, um den Krankheitsverlauf genau zu dokumentieren. Primärer Kontrollparameter ist der klinische Befund und nicht der Antikörpertiter

Vermutlich ist die **Seronegativität** bei Myasthenia gravis nur scheinbarer Natur:

- AChR-Antikörper mit besonders hoher Affinität zirkulieren nicht im Serum, sondern werden sehr rasch im Endplattenbereich gebunden, so dass die Serumtiter unterhalb der Nachweisgrenze liegt. Auch bei Fällen von seronegativer Myasthenie finden sich Endplattenbereich Immunkomplexe und Komplementfaktoren (SANO et al., 1992; ☞ Abb. 4.5)

- Auch wenn im Immunpräzipitationstest keine Antikörper nachgewiesen werden, gelingt dies teilweise im Bioassay zum Nachweis modulierender Antikörper. Gegebenenfalls kann auch der Einsatz von AChR anderen Ursprungs im Immunpräzipitationstest zum Erfolg führen

- Eine Immunsuppression bzw. Laborfehler können zur einer scheinbaren Seronegativität führen

Ein wichtiger Aspekt ist die Qualitätssicherung bei der Bestimmung der AChR-Antikörper. Es sollten nur Labore diesen Test durchführen, die fortlaufend an entsprechenden Ringversuchen teilnehmen. Das Labor sollte in der Lage sein, bei Wechsel der Testcharge eine Wiederholungsmessung aus dem Vorserum durchzuführen, um die relative Veränderung gegenüber dem Vorwert erfassen zu können. Grundsätzlich sollten Antikörper-Bestimmungen stets im selben Labor durchgeführt werden.

> Zusammenfassend ist die Bestimmung der AChR-Antikörper ein wertvolles Hilfsmittel zur Diagnosesicherung mit hoher Spezifität, allerdings je nach Unterform der Myasthenie mit unterschiedlicher Sensitivität. Die absolute Höhe des Titers erlaubt keine Aussage über den Schweregrad, individuelle Änderungen spiegeln jedoch den klinischen Verlauf wider.

Neben den AChR-Antikörpern finden sich bei Myasthenie-Patienten finden sich mit zunehmenden Lebensalter zunehmend auch Antikörper gegen quergestreifte Muskulatur, gegen **Titin** beziehungsweise gegen ein Titin-Fragment (**MGT30**) (GAUTEL et al., 1993; LÜBKE et al., 1998). Titin ist ein sehr großes Protein des myofibrillären Cytoskeletts. Es ist an das Aufrechterhaltung der Sarkomerstruktur beteiligt ist und bindet an die Kontaktstelle zwischen A- und I-Banden. Diese skelettären Antikörper lassen aber auch insbesondere bei paraneoplastischen Fällen nachweisen. Es gilt jedoch, dass das Fehlen dieser Antikörper keineswegs ein Thymom ausschließt und, dass gerade bei älteren Patienten diese Antikörper auch ohne Thymom vorhanden sein können. Insgesamt sind sie jedoch bei Patienten vor dem 40. Lebensjahr ein deutlicher Hinweis auf das Vorliegen eines Thymoms. Insbesondere der Nachweis von anti-MGT30-Antikörpern ist ein besonders empfindlicher Thymushinweis (VOLTZ et al., 1997). Im Alter deuten Anti-Titin-Antikörper möglicherweise auf einen schwereren Krankheitsverlauf hin (SKEI et al., 1995).

5.6. Bildgebende Verfahren

Alle Myasthenie-Patienten müssen unabhängig vom Antikörperbefund ein **Thorax-CT** erhalten. Unabhängig von Alter, Geschlecht oder Schweregrad der Erkrankung besteht bei 10-15 % der erwachsenen Myasthenie-Patienten ein Thymom. Das vordere Mediastinum wird computertomographisch sicher erfasst. So konnten die Autoren einer 1996 publizierten Studie computertomographisch unter 45 Myasthenie-Patienten sämtliche dann durch eine Thymektomie bestätigten Thymusvergrößerungen darstellen (NICOLAOU et al., 1996). Eine Abgrenzung zwischen Thymitis mit lymphofollikulärer Hyperplasie und Thymom ist jedoch computertomographisch nicht möglich, **zumal der Begriff der "lymphofollikulären Hyperplasie" entgegen einem gerade unter Radiologen weitverbreiteten Missverständnis keine Vermehrung des Thymusgewebes beschreibt, sondern das histologische Auftreten von Keimzentren im Thymus** (☞ Abb. 4.6). Auch kann über den computertomographischen Nachweis einer Thymusvergrößerung nicht auf die Erfolgsaussichten einer Thymektomie mit einer möglichen Rückbildung der myasthenen Symptome geschlossen werden.

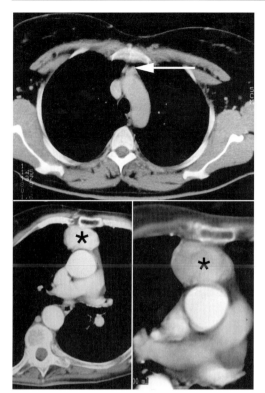

Abb. 5.7: Thorakale Computertomographie mit Kontrastmittelverstärkung. **Oben:** Bei der 44jährigen Myasthenie-Patientin zeigt sich im vorderen Mediastinum ein kleiner Thymusrest (Pfeil), wobei sich histologisch eine lymphofollikuläre Hyperplasie (Thymitis) fand. **Unten:** Ausgedehntes Thymom bei einer 78jährigen Patientin (*). Bildgebend und morphologisch kein Anhalt für eine Infiltration (☞ Abb. 6.4).

In der radiologischen Literatur finden sich nur wenige Arbeiten zur Thymusbildgebung bei Myasthenia gravis. Zur Diagnostik einer tumorösen Raumforderung im Thymus wird eine computertomographische Untersuchung mit Kontrastmittelgabe in Bolustechnik gemeinhin als ausreichend angesehen. Eine computertomographische Untersuchung des Thorax ohne Kontrastmittelgabe ist dagegen nicht aussagekräftig genug, um die Infiltration eines Thymoms im mediastinalen Fettgewebe exakt nachzuweisen. Durch die intravenöse Kontrastmittelgabe wird zusätzlich eine bessere Abgrenzung des Tumorgewebes von den umgebenden Gefäßstrukturen ermöglicht, bzw. die Infiltration oder Kompression der Gefäße erst nachgewiesen. Durch die intravenöse Kontrastmittelgabe kommt es zu einer Dichteanhebung im Tumorgewebe und damit auch zu einem besseren

Kontrast zu dem umgebenden mediastinalen Fettgewebe. Im Gegensatz zur **Kernspintomographie** erlaubt die Computertomographie eine sehr exakte Darstellung von Lungenveränderungen, speziell von kleinsten Lungenmetastasen bei epithelialen Thymomen. Die Kernspintomographie in multiplanarer Schnittführung ermöglicht dagegen eine bessere Beurteilung des normalen Thymus und der Thymitis. Sie sollte daher primär bei jüngeren Patienten eingesetzt werden. Vor allem bei Verlaufskontrollen unter Therapie ermöglicht die Kernspintomographie eine exaktere Beurteilung der Größe und Struktur des Thymus (HAHN, 1998).

Der normale Thymus kann computertomographisch bei allen Patienten unter 30 Jahren, bei 73 % der Patienten zwischen 30 und 49 Jahren und bei 17 % der Patienten über 49 Jahren dargestellt werden. Mit zunehmendem Alter findet sich eine kontinuierliche Volumenabnahme. Die Dichtewerte, die beim Jugendlichen denjenigen von Muskelgewebe entsprechen, nehmen mit zunehmendem Alter ab und erreichen schließlich diejenigen von Fettgewebe. Bei 32 % der Patienten sind zwei getrennte Lappen abgrenzbar. Der Längsdurchmesser des rechten Lappens beim Jugendlichen liegt im Durchschnitt bei 2,0 cm, links dagegen bei 3,3 cm. Bei Patienten über 49 Jahren beträgt der Längsdurchmesser sowohl rechts als auch links im Durchschnitt nur noch 1,4 cm. Die Lappendicke ist beim Jugendlichen mit ca. 1,0 cm fast seitengleich. Sie reduziert sich bei der Gruppe über 49 Jahren auf 0,5 cm (HAHN, 1998).

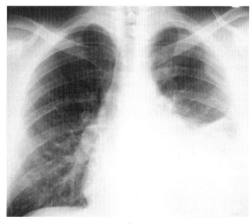

a

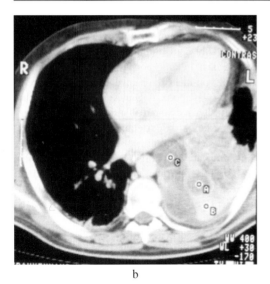

b

Abb. 5.8a+b: Malignes Thymom. 41-jähriger Patient mit paraneoplastischer Myasthenie bei einem invasiv wachsenden, Pleura, Perikard und Zwerchfell infiltrierenden Thymom. Im Bild ist der Zustand nach Teilresektion des Tumors, Radiatio (20 Gy) und Polychemotherapie dargestellt. Die Verschattung des linken Unterfeldes in der Thoraxaufnahme (a) entspricht einem großen, polyzyklischen Tumor im hinteren unteren Mediastinum im Thorax-CT (b).

Die häufigste solide Raumforderung im vorderen oberen Mediastinum ist das Thymom. 90 % der Thymome liegen hier, die restlichen 10 % im hinteren Mediastinum (☞ Abb. 5.8a+b). Thymome stellen ca. 15 % aller Mediastinaltumoren. Zirka 15 % der Patienten mit einer Myasthenia gravis haben einen Thymustumor, und bei 30 % der Patienten mit einem Thymustumor läßt sich klinisch eine Myasthenia gravis nachweisen (THOMAS et al., 1999). Differentialdiagnostische Schwierigkeiten bereitet die Abgrenzung zwischen einem Thymustumor und solitären Lymphomen bzw. Lymphknotenmetastasen im vorderen oberen Mediastinum. Verkalkungen treten beim Thymom in 10-28 % der Fälle auf. Sie finden sich jedoch praktisch nie beim unbehandelten M. Hodgkin (HAHN, 1998).

Die **szintigraphische Untersuchung des Thymus mit [Indium-111-DTPA-D-Phe[1]]-Octreotid** ist ein neues Verfahren, dessen klinische Wertigkeit noch nicht sicher beurteilt werden kann. Szintigraphisch werden dabei Somatostatin-Rezeptoren dargestellt. Angeblich sollen mit Indium-111-Octreotid ausschließlich Thymome eine

Anreicherung zeigen (MARIENHAGEN et al., 1999; LASTORIA et al., 1998). Unsere eigenen Erfahrungen sind begrenzt (☞ Abb. 5.9). Wir haben dieses vergleichsweise teure Verfahren bislang nur bei einzelnen Patienten eingesetzt, bei denen beispielsweise der klinische Verdacht auf ein Thymomrezidiv bestand und eine sichere Beurteilung nach Thymektomie weder computer- noch kernspintomographisch möglich war. Weiterhin sind die Erfahrungen mit der **[18]F-Fluorodesoxyglucose-PET** (Positronenemissionstomographie) bei Thymusuntersuchungen bislang sehr begrenzt (LIN et al., 1995). Hierbei wird die Glukoseaufnahme gemessen, wobei sich angeblich maligne Thymusprozesse sicher charakterisieren lassen.

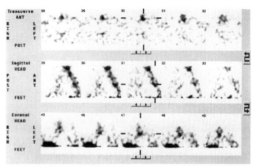

Abb. 5.9: Eine [Indium-111-DTPA-D-Phe[1]]-Octreotid-Szintigraphie bei einem 49jährigen Myasthenie-Patienten ein Jahr nach Thymektomie. Es zeigt sich eine umschriebene Anreicherung der markierten Somatostatinrezeptor-Liganden retrosternal als Hinweis auf ein verbliebenes Restgewebe. Die Aufnahmen wurden uns freundlicherweise von Herrn Professor Dr. B. Schalke, Regensburg, überlassen.

5.7. Wertigkeit diagnostischer Verfahren

Unserer Erfahrung nach wird die Sensitivität und Spezifität der technischen Verfahren in der Myasthenie-Diagnostik häufig überschätzt. Die entsprechenden Daten sind in Tab. 5.2 zusammengefasst. Unbedingt sollten mehrere Untersuchungstechniken kombiniert und ggf. auch wiederholt eingesetzt werden. Verlässt man sich beispielsweise lediglich auf die Serienstimulation, wird die Diagnose einer generalisierten Myasthenie in jedem fünften Fall verpasst.

Das Einzelfaser-EMG wird als empfindlichste Methode angesehen, um eine Störung der neuro-

Untersuchung	Verlaufs-form	Anti-AChR-Antikörper S / Sp	Serienstimu-lation S / Sp	Pharmakolo-gischer Test S / Sp	Einzelphaser-EMG S / Sp
OH et al., 1992	okulär	0,70 / ND	0,45 / ND		0,80 / ND
OOSTERHUIS, 1993	okulär	0,36 / 0,97	0, 45 / 0,88	0,80 / 0,90	
PHILLIPS & Melnick, 1990	okulär	0,64 / 0,99	0,34 / 0,99	0,86 / 0,80	
HOWARD et al., 1987	okulär	0,80 / ND			
SOMNIER, 1993	generalisiert	0,90 / 0,99			
OH et al., 1992	generalisiert	0,74 / ND	0,83 / ND		0,94 / ND
OOSTERHUIS, 1993	generalisiert	0,92 / 0,97	0,82 / 0,92	0,97 / 0,90	
PHILLIPS & Melnick, 1990	generalisiert	0,89 / 0,95	0,76 / 0,90	0,97 / 0,95	
HOWARD et al., 1987	generalisiert	0,93 / ND			

Tab. 5.2: Sensitivität und Spezifität diagnostischer Untersuchungen bei okulärer und generalisierter Myasthenie. **AChR**: Acetylcholinrezeptor; **EMG**: Elektromyographie; **ND**: nicht bestimmt; **S**: Sensitivität; **S**: Spezifität.

muskulären Signalübertragung darzustellen (MELMS et al., 1998). Dieses zeitaufwendige Verfahren ist jedoch leider nur in wenigen speziell ausgerichteten EMG-Laboren verfügbar. Hier besteht ein besonderes Risiko falsch positiver Resultate. In Einzelfällen mag die morphologische Bestätigung der Diagnose über den immunhistochemischen Nachweis einer Komplementaktivierung im Endplattenbereich erforderlich sein (TSUJIHATA et al. 1989; ☞ Abb. 4.5).

Differentialdiagnose

6. Differentialdiagnose

Liegt das Vollbild der Erkrankung vor, werden die klinischen Zeichen der Myasthenia gravis von erfahrenen Neurologen wohl kaum fehlgedeutet. In anderen Fällen, besonders zu Beginn der Erkrankung, kann die differentialdiagnostische Abgrenzung zu einer Vielzahl anderer neurologischer Krankheitsbilder schwierig sein (BEEKMAN et al., 1997). Probleme entstehen vor allem, wenn neben der Myasthenia gravis andere ernsthafte Erkrankungen die myasthenen Störungen überdecken, eine atypische klinische Symptomatik vorliegt oder spezifische Myasthenie-Tests versagen (☞ Tab. 6.1).

Mögliche Ursachen für eine verspätete Myasthenie-Diagnose
1. Andere Erkrankungen sind bekannt und stehen scheinbar im Vordergrund, z.B. akute Infektionen mit hohem Fieber, Zustand nach einer schweren Operation, Schilddrüsenerkrankungen, Karzinome oder andere neuromuskuläre Erkrankungen.
2. Für eine Myasthenie untypische Angaben oder Zeichen liegen vor: - Beginn der Symptomatik in hohem Alter   - fehlende Fluktuationen   - schwere seelische Belastungssituationen werden überbewertet   - Angabe von Schmerzen oder sensiblen Missempfindungen wird überbewertet   - Muskelatrophien
3. Myasthenie-spezifische Tests fallen negativ aus: - negativer Edrophonium-Test   - kein Dekrement in der seriellen Nervenstimulation   - fehlender Nachweis von Acetylcholinrezeptor-Antikörpern
4. Klinische Untersuchungen sind nicht typisch für Myasthenie: - myopathische oder chronisch-neurogene Veränderungen im EMG   - neurogene Veränderungen oder entzündliche Infiltrate in der Muskelbiopsie

Tab. 6.1: "Fallstricke", die bei der Myasthenie zu einer verspäteten Diagnose führen können (nach OOSTERHUIS, 1997).

Viele Patienten werden anfangs als psychosomatisch oder neurotisch verkannt oder sie vermuten bei sich selbst, dass eine **"nervöse Erschöpfung"** oder Stresssituation Ursache ihrer Symptome sei. Vorsicht geboten ist auch bei Modediagnosen wie dem **Chronic-fatigue-Syndrom** oder dem sogenannten **"Burn-out-Syndrom"**, insbesondere wenn zuvor organische Ursachen nicht gründlich ausgeschlossen wurden. Wird eine Myasthenie vermutet, so bleibt es dennoch von großer Bedeutung, die seltenen anderen Ursachen für neuromuskuläre Übertragungsstörung wie z.B. das **Lambert-Eaton-Syndrom** oder **kongenitale myasthene Syndrome** abzugrenzen.

6.1. Leitsymptom Ptose/Doppelbilder

Ptose und Doppelbilder sind die häufigsten Symptome der Myasthenia gravis. Vielfach beginnt eine Myasthenie mit okulomotorischen Störungen oder sie bleibt im weiteren Verlauf auf sie beschränkt (Kap. 3.2.). In Tabelle 6.2 sind die wichtigsten diffentialdiagnostisch erwähnenswerten neurologischen Krankheitsbilder aufgeführt, die ebenfalls mit unilateralen oder bilateralen Ptosen, mit oder ohne begleitende okulomotorische Störungen einhergehen.

Unter Berücksichtigung der besonderen Charakteristika der Myasthenie (wechselnde Symptomatik, Ermüdungsphänomene, ausschließlich motorische Symptomatik), spezifischer neurophysiologischer und serologischer Tests (Kapitel 5) und unter Zuhilfenahme myasthenie-typischer klinischer Zeichen (☞ Tab. 6.3) ist in der Regel eine gute Abgrenzung zu anderen Krankheitsbildern möglich. Viele Differentialdiagnosen, bei denen Doppelbilder oder Augenmuskelparesen auftreten, zeigen zusätzliche neurologische Zeichen, die im Rahmen einer Myasthenie nicht vorkommen. Dies trifft vor allem zu für

- **Vergiftungen**
- die **Wernicke-Encephalopathie**
- Hirnstammtumoren oder **zerebrale Durchblutungsstörungen**
- die **Multiple Sklerose**
- das **Guillain-Barré-Syndrom** sowie

	Ptose		Augenmuskelparese		Pupillen-störungen
	unilateral	bilateral	mit Diplopie	ohne Diplopie	
Endokrine Ophthalmopathie	(+)	(+)	+		
Horner-Syndrom	+				+
Parese HN III	+		+		+
Parese HN IV, VI			+		
Multiple Sklerose	(+)	(+)	+	(+)	(+)
Vertebrobasiläre Durchblutungs-störungen	(+)		+	(+)	(+)
Raumfordernde Prozesse (retro-orbitale Tumore, Aneurysmen)	+		+		(+)
Mitochondriale Erkrankungen (CPEO, KSS)	(+)	+		+	
Wernicke-Encephalopathie	(+)	+	+	(+)	
Myopathien					
- Polymyositis	+	+	+	+	
- Okulopharyngeale Dystrophie		+		+	
- Myotone Dystrophie		+			
Botulismus		+	+		+
Blepharospasmus		+			
CPEO: Chronisch progrediente externe Ophthalmoplegie, **KSS**: Kearns-Sayre-Syndrom, **HN**: Hirnnerv					

Tab. 6.2: Wichtigste klinische Differentialdiagnosen der okulären Myasthenie.

- schmerzhafte Erkankungen, wie
  - die **endokrine Ophthalmoplegie** oder
  - die akute **Myositis**

Andererseits können jedoch bei der Myasthenie auch gelegentlich z.B. leichte Muskelschmerzen und entzündliche Infiltrate in der Muskelbiopsie vorkommen, die eine Abgrenzung zur Myositis erschweren.

Klinische Hinweise für eine Myasthenie bei okulären Störunge

- fluktuierende belastungsabhängige Symptomatik
- kombinierte Augenmuskelparesen
- Zunahme der Ptose bei Blick nach oben (positiver Simpson-Test, ☞ Abb. 5.1 u. 5.2)
- Zunahme der Ptose bei grellem Licht
- Abnahme der Ptose nach Kühlung der Augenlider (SETHI et al., 1987)
- positives "*lid twitch*"-Zeichen (Kapitel 5.1.)
- positives "*enhanced ptosis*"-Zeichen (Kapitel 5.1., ☞ Abb. 5.3)

Tab. 6.3: Klinische Hinweise für eine Myasthenie bei okulären Störungen.

Pupillo-motorische Störungen sind bei Myasthenie praktisch nie nachweisbar, was die Differenzierung der Erkrankung von einer **Okulomotoriusparese** (☞ Abb. 6.1.) oder einem **Horner-Syndrom** erleichtert. Kombinierte Augenmuskelparesen sind eher typisch für eine Myasthenie als isolierte Paresen wie sie z.B. bei Paresen der **Hirnnerven IV oder VI** auftreten. Eine wichtige Differentialdiagnose ist die **endokrine Ophthalmopathie**. Auch wenn beim Vollbild dieser Erkrankung zusätzlich ein Exophthalmus, Lidödem und andere differenzierende Zeichen (seltener Lidschlag als Stellwag-Zeichen, sichtbare Skleren beim Geradeausblick als Dalrymple-Zeichen, Retraktion des Oberlids bei Blicksenkung als Graefe-Zeichen) auftreten, so kann die Differentialdiagnose doch im Einzelfall schwierig sein, da auch bei der endokrinen Ophthalmopathie eine wechselnde Symptomatik nicht untypisch ist und eine asymmetrische Ausprägung der Symptomatik eine Ptose vortäuschen kann. Erschwerend kommt hinzu, dass Schilddrüsenerkrankungen zu den häufigsten Begleiterkrankungen bei Myasthenie zählen (Kapitel 3.3.5.).

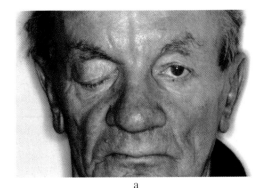

a

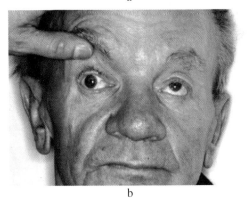

b

Abb. 6.1a+b: Differentialdiagnose der okulären Myasthenie. **a+b**: Klassische Okulomotorius-Parese. Kein Hinweis für "*enhanced ptosis*" (vgl. auch Abb. 5.3).

Komplexe okulomotorische Störungen wie z.B. eine internukleäre Ophthalmoplegie sind häufig führende Symptome einer **Multiplen Sklerose**. Andere im Hirnstamm lokalisierte Erkrankungen, wie z.B. vertebrobasiläre Durchblutungsstörungen oder Tumoren der hinteren Schädelgrube müssen gegebenenfalls ausgeschlossen werden. Retroorbitale Tumoren oder Aneurysmen der A. communicans posterior können ebenfalls fluktuierende Doppelbilder und eine Ptose verursachen.

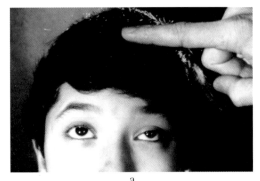

a

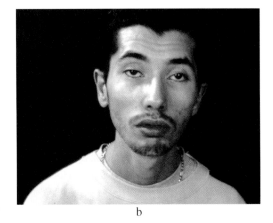

b

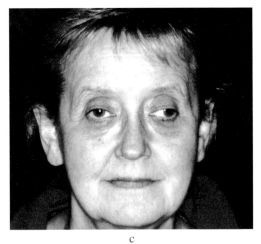

c

Abb. 6.2a-c: Differentialdiagnose der okulären Myasthenie. **a+b**: Patienten mit symmetrischer, z.T. leicht asymmetrischer Ptose, okulomotorischen Störungen ohne Doppelbilder und leichter Extremitätenschwäche. In beiden Fällen konnte ein Kearns-Sayre-Syndrom nachgewiesen werden. **c**: Bilaterale Ptose und okulomotorische Störungen ohne Angabe von Doppelbildern bei einer Patientin mit chronisch progredienter externer Ophthalmoplegie.

Mitochondriale Erkrankungen sind eine wichtige Differentialdiagnose der Myasthenia gravis. Besonders bedeutsam ist das **Kearns-Sayre-Syndrom** (☞ Abb. 6.2a+b) bei Kindern und Jugendlichen sowie die **chronisch progressive externe Ophthalmoplegie** (☞ Abb. 6.2c) im Erwachsenenalter. Bei beiden Erkrankungen kann die Symptomatik anfangs oder auch längere Zeit im Verlauf auf die okulomotorischen Störungen beschränkt bleiben (PETTY et al., 1986). Die Symptomatik ist ebenfalls wechselhaft und häufig belastungsabhängig. Im Gegensatz zur Myasthenie ist der Edrophonium-Test und die serielle Nervenstimulation bei Mitochondropathien in der Regel nicht wegweisend (☞ Kap. 5.). Beide Tests können jedoch auch bei Myasthenie nicht eindeutig ausfallen, so dass in diesen Fällen zur Differenzierung eine Muskelbiopsie mit dem Nachweis von "*ragged red fibers*" und einer gestörten Mitochondrienfunktion notwendig wird.

Auch andere **Myopathien** (Polymyositis, ☞ Abb. 6.3a+b; myotone Dystrophie, ☞ Abb. 6.3c; okulopharyngeale Myopathie) sollten differentialdiagnostisch insbesondere bei Auftreten von Muskelatrophien in Erwägung gezogen werden. Myotone Entladungsserien im EMG finden sich bei der Myasthenie nicht. Muskeldystrophien sind in der Regel gut durch charakteristische myopathische Veränderungen in der Elektromyographie sowie in der Muskelbiopsie abgrenzbar.

Seltene Differentialdiagnosen sind der **Botulismus**, bei dem in der Regel auch schwere autonome Störungen nachweisbar sind und andere **Vergiftungen**, z.B. durch Alkylphosphate, Carbamazepin (MULLALY, 1982), Phenytoin (KEANE, 1986) oder Amitriptylin. Auch eine Verwechslung mit dem **Blepharospasmus** ist möglich, wenngleich in diesen Fällen eher von einer Pseudoptose (keine eigentliche Schwäche der Lidmuskulatur) gesprochen werden sollte. Myasthenie und Blepharospasmus kommen auch kombiniert vor (KURLAN et al., 1987).

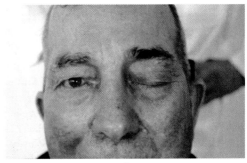

a

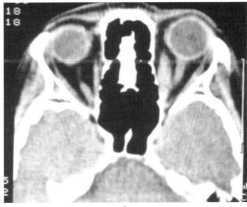

b

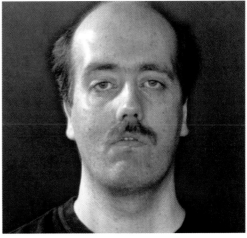

c

Abb. 6.3a-c: Differentialdiagnose der okulären Myasthenie. Unilaterale Ptose (**a**) und verdickte Augenmuskulatur im Computertomogramm (**b**) bei okulärer Myositis. Bilaterale Ptose und Facies myopathica bei myotoner Dystrophie (**c**).

6.2. Leitsymptom Schwäche

6.2.1. Bulbäre Schwäche

Differentialdiagnostisch wird man gegebenenfalls anfänglich bei einer bulbär beginnenden **Amyotrophen Lateralsklerose** das Vorliegen einer Myasthenia gravis mit in Erwägung ziehen (SCHWAB et al., 1966). Bei der Amyotrophen Lateralsklerose zeigen nahezu 70 % der Fälle insbesondere an den atrophischen Muskeln ein pathologisches Dekrement (DENYS et al., 1979; MULDER et al., 1959). Auch kann sich bei der Amyotrophen Lateralsklerose eine gewisse Besserung im Edrophonium-Test einstellen (OH et al., 1990).

Zu Bulbärparalysen im Rahmen einer Motoneuronerkrankung kann es auch im jugendlichen Alter kommen. So beschrieben ALBERS et al. zwei junge Frauen, bei denen sich im Rahmen einer **juvenilen progressiven Bulbärparalyse** zunehmend eine Ptose, eine Schwäche der mimischen Muskulatur, die schließlich in eine Diplegia facialis mündete, und eine Dysphagie entwickelte (ALBERS et al., 1983). Das Einzelfaser-EMG zeigte erhöhte Jitterwerte mit Blockierungen, und es bestand ein pathologisches Dekrement, so dass zunächst jeweils das Vorliegen einer Myasthenia gravis angenommen worden war.

Weitere wichtige Ursachen einer bulbären Symptomatik sind u.a. der **Botulismus** (☞ Kap. 6.5.2.), die **Poliomyelitis**, die **Multiple Sklerose** und **Hirnstamminsulte**. Unserer Erfahrung nach ist die Verkennung einer bulbären Altersmyasthenie als Hirnstamminsult keineswegs selten (☞ Abb. 3.11b und 6.4). Weiterhin kann es zu Schluckstörungen im Rahmen der **okulopharyngealen Muskeldystrophie** und bei der **Myotonen Muskeldystrophie Curschmann-Steinert** (☞ Abb. 6.3c) kommen, wobei hier die Gefahr einer diagnostischen Verkennung als Myasthenia gravis wohl gering ist.

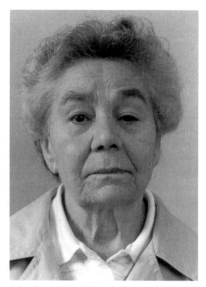

Abb. 6.4: Einseitige Ptose bei einer 78jährigen Myasthenie-Patientin. Sehr rasch, angeblich innerhalb eines Tages, war bei der Patientin auch eine bulbäre Symptomatik mit Schluckstörungen und einer Dysarthrie eingetreten, weshalb sie zunächst unter der Annahme eines Hirnstamminfarkts über mehrere Tage auf einer internistischen "*stroke unit*" behandelt wurde. Nach Diagnose der Myasthenie zeigte die thorakale Computertomographie ein ausgedehntes Thymom (☞ Abb. 5.7). Acetylcholinrezeptor-Antikörper 40 nmol/l (normal <0,4), Autoantikörper gegen quergestreifte Muskulatur 1:640 (1:<10), Nachweis von Titin-Antikörpern.

6.2.2. Schwäche des Kopfhalteapparates

Eine Schwäche des Kopfhalteapparats führt zu einer Instabilität des Kopfes mit Kippen des Kopfes nach vorne. Der Kopf muss dann manuell beim Aufrichten und beim Sitzen abgestützt werden (☞ Abb. 6.5). Mögliche Ursachen sind die Myasthenia gravis, die Amyotrophe Lateralsklerose und die Polymyositis. Auch wurde diese Schwäche der Nackenextensoren als eigenständiges neuromukuläres Krankheitsbild mit der Bezeichnung **Dropped head-Syndrom** beschrieben (OERLEMANS et al., 1998; ROSE et al., 1999; SUAREZ et al., 1992).

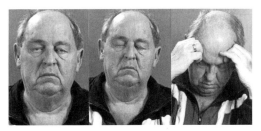

Abb. 6.5: Ausgeprägte Muskelschwäche bei einem 67jährigen Myasthenia gravis-Patienten mit einer sich anbahnenden myasthenen Krise. Es besteht eine beidseitige Ptose (links), die beim Aufwärtsblick über 60 Sekunden (Simpson-Test) deutlich zunimmt (Mitte). Bei der bestehenden Schwäche der Nackenstrecker kann der Kopf nur zeitweilig aufrecht gehalten werden. Der Patient hält deshalb im Sitzen meist mit beiden Händen den nach vornüber fallenden Kopf (rechts; sog. "*dropped head*"). Zum Zeitpunkt der Aufnahmen bestand bereits eine leichte Ruhedyspnoe. Der Patient musste zwei Tage später wegen der rasch abnehmenden Vitalkapazität auf eine Intensivstation verlegt werden (SIEB, 1999a).

6.2.3. Schwäche der Rumpf- und Extremitätenmuskulatur

Bei der Myasthenia gravis sind meist die Schultergürtelmuskeln deutlicher betroffen als diejenigen des Beckens- und der Oberschenkels. Die Strecker weisen im Vergleich zu den Beugern häufig eine deutlichere Schwäche auf. Selten ist bei der Myasthenia gravis die Schwäche auf die Rumpf- und Extremitätenmuskulatur beschränkt. Hier wird man dann differentialdiagnostisch u.a. das Vorliegen einer **Myositis**, einer **Myopathie im Rahmen einer Endokrinopathie**, eines **Lambert-Eaton-Syndroms** (☞ Kap. 6.5.1.) oder gar einer **mitochondrialen Myopathie** (☞ Abb. 6.1) erwägen. Elektrophysiologie, Serumaktivität der Kreatinphosphokinase und gegebenenfalls das Ergebnis einer Muskelbiopsie werden zur diagnostischen Einordnung führen. Es sei erwähnt, dass das gemeinsame Auftreten von Myasthenia gravis und Polymyositis (JOHNS et al., 1971; KO et al., 1995) beziehungsweise Dermatomyositis (CHRISTENSEN et al., 1995) beschrieben wurde. Muskelbioptisch finden sich bei der Myasthenia gravis gelegentlich **Lymphorrhagien**, d.h. interstitielle Rundzellansammlungen, und degenerative Muskelfaserveränderungen (NAKANO et al., 1993).

Auch ist bei Myasthenia gravis-Patienten, die intensiv mit Glukokortikoiden behandelt werden,

die Entwicklung einer chronischen **Steroidmyopathie** möglich, die sich klinisch in einer Gliedergürtelschwäche äußert.

6.3. Funktionelle Störungen

Der Beschwerdekomplex im Rahmen einer funktionellen Störung mag gelegentlich an eine Myasthenia gravis erinnern ("Pseudomyasthenie"). Nach den Erfahrungen von Hans J.G.H. Oosterhuis ist die Verkennung einer funktionellen Störung als Myasthenia gravis keineswegs selten (OOSTERHUIS, 1993b). Ebenso wird gelegentlich eine Myasthenie zunächst als funktionelle Störung verkannt.

6.4. Endplattenerkrankungen

Differentialdiagnostisch ist die Möglichkeit einer Reihe von Erkrankungen zu erwägen, die wie die Myasthenia gravis auf einer Störung der neuromuskulären Signalübertragung beruhen (☞ Tab. 6.4).

Erworben
• **Immunologisch**:
- **Präsynaptisch**:
- Lambert-Eaton-Syndrom
- Neuromyotonie
- Chorea fibrillaris Morvan
- **Postsynaptisch**:
- Myasthenia gravis
- erworbenes Slow channel-Syndrom*
• **Toxisch**
- Botulismus
- Alkylphosphatintoxikationen**
- Medikamentennebenwirkung (☞ Kap. 7.7.)
Angeboren
• Kongenitale Myasthenie-Syndrome (☞ Kap. 6.4.4.)

* immunologisch bedingte verlängerte Offenzeit des Acetylcholinrezeptor-Ionenkanals (WINTZEN et al., 1998)

** Nur bei mitigierten Verläufen oder Aufnahme eines tetraplegisch Beatmeten ohne Anamnese können Alkylphosphatintoxikationen ("E605") zur Verwechslung mit einer Myasthenie führen. Typisch sind hier cholinerge Symptome (☞ Kap. 7.2.3.).

Tab. 6.4: Einteilung der Endplattenerkrankungen I

6.4.1. Lambert-Eaton-Syndrom

Das präsynaptisch verursachte **Lambert-Eaton-Syndrom** ist deutlich seltener als die Myasthenia gravis. Es geht in etwa 60 % der Fälle paraneoplastisch mit einem kleinzelligen Bronchialkarzinom einher (O'NEILL et al., 1988; SIEB et al., 1992). Charakteristisch ist eine beinbetonte Gliedergürtelschwäche. Die Patienten klagen überwiegend über eine Schwäche bei Ausdauerleistungen mit Reduktion der maximalen Gehstrecke. Zusätzlich bestehen bei 80 % der Erkrankten autonome Auffälligkeiten, wie Mundtrockenheit und Obstipation sowie Störungen von Erektion, Ejakulation und Akkomodation. Bei zirka 60 % finden sich auch okuläre Symptome (☞ Tab. 6.5).

Lambert-Eaton-Syndrom
• Schwäche/verminderte Ausdauerleistung:
- Beine (bei 100 %)
- Arme (bei 78 %)
• Hirnnervensymptome (bei 62 %):
- Ptose
- Doppelbilder
• Autonome Störungen (bei 80 %):
- Mundtrockenheit
- Erektions- und Ejakulationsstörung
- Obstipation
- Hypohidrosis
• Paraneoplastisch bei 60 % der Fälle (kleinzelliges Bronchialkarzinom)

Tab. 6.5: Lambert-Eaton-Syndrom: Klinisches Bild (O'NEILL et al., 1988).

Das Lambert-Eaton-Syndrom beruht auf einer präsynaptischen Störung der Transmitterfreisetzung an cholinergen Synapsen des motorischen und sensiblen Nervensystems durch einen verminderten Einstrom von Kalzium in die Nervenendigung während eines Aktionspotentials. Ursache sind Antikörper, die die Funktion präsynaptischer spannungsgesteuerter Kalziumkanäle hemmen (LENNON et al., 1995). Diese Antikörper können diagnostisch nachgewiesen werden, wobei sich die Diagnose klinisch aus einer gezielt durchgeführten elektrophysiologischen Untersuchung mit Nachweis eines Inkrements ergibt (☞ Abb. 6.6). Bei niederfrequenter Serienstimulation findet sich bei einem Teil der Lambert-Eaton-Patienten ein pathologisches Dekrement (☞ Kap. 5.4.1.). Gelegentlich sind serologisch auch Antikörper gegen den Acetylcholinrezeptor nachweisbar (KATZ et al., 1998).

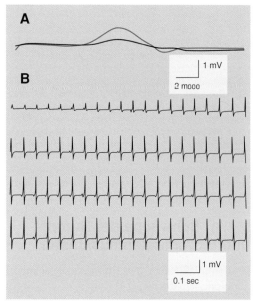

Abb. 6.6: Elektrophysiologischer Nachweis eines Lambert-Eaton-Syndroms. Dargestellt werden Muskelantwortpotentiale des M. extensor digitorum brevis (supramaximale Stimulation des N. peronaeus am Fußgelenk und Ableitung mit Oberflächenelektroden). **A:** Typisch ist die anfänglich niedrige Amplitude des Muskelantwortpotentials. Durch eine willkürliche Maximalkontraktion für 10 Sekunden kommt es zu einem Amplitudenanstieg auf zirka 400 %. **B:** Hochfrequente Serienstimulation mit 20 Hz über 4 Sekunden (1 Spur entspricht 1 Sekunde) führt zu einem Amplitudenanstieg bis auf 800 % (SIEB et al., 1992).

Beim paraneoplastischen Lambert-Eaton-Syndrom ist die Tumortherapie vorrangig. Beim kleinzelligen Bronchialkarzinom soll die Prognose bei Vorliegen eines Lambert-Eaton-Syndroms insgesamt günstiger sein als ohne Lambert-Eaton-Syndrom (MADDISON et al., 1999) (☞ Abb. 6.7). Gegen die muskuläre Schwäche sind zwei Therapieansätze gerichtet. Neben einer Immunsuppression wird versucht, die gestörte neuromuskuläre Signalübertragung direkt zu beeinflussen, wobei Acetylcholinesterase-Inhibitoren typischerweise nicht ausreichend wirksam sind. Dagegen ist der therapeutische Effekt von **3'4-Diaminopyridin** gut belegt (McEVOY et al., 1989). Diese Substanz wirkt über die Blockade präsynaptischer Kaliumkanäle. Sie ist international nicht als Arzneimittel zugelassen, jedoch ist in Deutschland eine Verordnung im Rahmen eines sogenannten "individuellen Heilversuchs" möglich.

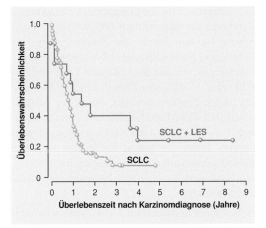

Abb. 6.7: Vergleich der Überlebenskurven beim kleinzelligen Bronchialkarzinom (**SCLC**) mit und ohne Lambert-Eaton-Syndrom (**LES**). Patienten mit einem Lambert-Eaton-Syndrom haben nach diesen Daten eine bessere Prognose als solche ohne Lambert-Eaton-Syndrom (MADDISON et al., 1999).

6.4.2. Botulismus

Pathogenetisch liegt eine Störung der Acetylcholinvesikelausschüttung durch Toxine des anaeroben Bakteriums Clostridium botulinum vor. Diese Toxine wirken dabei als Endoproteasen von Membranproteinen, die am "Andocken" der Transmittervesikel an die präsynaptische Membran beteiligt sind. (SCHIAVO et al., 1992; SÜDHOF, 1995; ☞ Kap. 4.1.). Bei Erwachsenen kann sich ein Botulismus als Lebensmittelintoxikation durch verdorbene Konserven sowie durch Clostridium botulinum-Infektionen von Weichteilwunden entwickeln. In jüngster Zeit wurde dieser Wundbotulismus bei Heroinabhängigen beobachtet (MASELLI et al., 1997). Der Botulismus bei Säuglingen und Kleinkinder wird dagegen durch die bakterielle Toxinbildung im Magen-Darm-Trakt hervorgerufen. Infektionsquelle ist hier häufig hinzugefütterter Honig.

Das Vollbild eines Botulismus wird wohl nur selten als Myasthenia gravis fehlgedeutet. Hier kommt es rasch zunehmend zu symmetrischen, ab-steigenden Paresen verbunden mit einer cholinergen autonomen Dysfunktion. Typischerweise sind die Hirnnerven zunächst betroffen. Anfänglich wird meist eine Sehstörung durch die mit betroffene Akkomodation zusammen mit einer Dysarthrie und -phagie geklagt. Schließlich kann es ohne zielgerichtete Therapie zu einer lebensbedrohlichen respiratorischen Insuffizienz kommen (CHERINGTON, 1974; SHAPIRO et al., 1998). Ein Botulismus kann jedoch auch milde verlaufen und ausschließlich eine Störung der cholinergen autonomen Innervation verursachen, die sich allmählich innerhalb von Monaten zurückbildet. Die Diagnose kann serologisch gesichert werden. Die elektrophysiologischen Befunde ähneln denen beim Lambert-Eaton-Syndrom (☞ Kap. 6.5.1.).

6.4.3. Neuromyotonie

Hier ist immunologisch die Funktion von präsynaptischen Kaliumkanälen gestört (SHILLITO et al., 1995). Folge ist eine vermehrte Transmitterausscheidung mit einer anhaltenden muskulärer Aktivität. Das klinische Bild dieser seltenen Erkrankung mit Muskelkrämpfen und -steifigkeit sowie sogenannten Myokymien ist sehr charakteristisch. Bei der bereits 1890 erstmals beschriebenen **Chorea fibrillaris Morvan** finden sich neben der Neuromyotonie auch eine Dysautonomie und häufig auch eine Enzephalopathie. Lee et al. (LEE et al., 1999) fanden in einem solchen Fall, der mit einem Thymom assoziiert war, Autoantiköper gegen den Acetylcholinrezeptor, gegen N-Typ Kalziumkanäle sowie gegen Kaliumkanäle.

6.4.4. Kongenitale Myasthenie-Syndrome

In den vergangenen Jahren wurden eine Reihe von angeborenen Erkrankungen der neuromuskulären Signalübertragung charakterisiert (ENGEL, 1994a; SIEB, 1999b). Der Defekt der Endplattenfunktion kann dabei sowohl prä- als auch postsynaptisch lokalisiert sein (☞ Tab. 6.6). Diese nur wenig bekannten Erkrankungen werden wohl vielfach als seronegative Myasthenia gravis, als Myopathie oder gar als psychosomatische Störung verkannt, obwohl Vorgeschichte, körperliche Untersuchung sowie die gezielt durchgeführte Elektromyographie meist eindeutige Hinweise auf das Bestehen einer solchen angeborenen Endplattenerkrankung liefern. Für die Charakterisierung des zugrundeliegenden Defekts der Endplattenfunktion sind Spezialuntersuchungen erforderlich, die international nur von wenigen speziell ausgerichteten Laboren durchgeführt werden (☞ Tab. 6.7).

Präsynaptische Defekte:
• Familiäre infantile Myasthenie*
• Syndrom mit Vesikel-Mangel und reduzierter Quantenfreisetzung
Kombinierte prä- und postsynaptische Defekte:
• Acetylcholinesterase-Defizienz
• Syndrom mit vermehrter Quantenfreisetzung und AChR-Mangel
Postsynaptische Defekte: Mutationen des AChR-Ionenkanals
• Verstärkter Effekt von Acetylcholin: - verlängerte Offenzeit des AChR-Ionenkanals (*Slow channel*-Syndrom)   • Reduzierter Effekt von Acetylcholin: - verkürzte Offenzeit des AChR-Ionenkanals (*Fast channel*-Syndrom)   - Defizienz von Untereinheiten des AChR-Ionenkanals
Nicht ausreichend charakterisiert:
• Kongenitales Lambert-Eaton-Syndrom   • AChR-Mangel mit einer verminderten Ausbildung sekundärer synaptischer Spalten   • Myasthenie-Syndrom mit tubulären Aggregaten   • Gliedergürtel-Myasthenie   • Myasthenie-Syndrom mit Gesichtsschädelfehlbildungen (bei orientalischen Juden)
* auch "*congenital myasthenic syndrome with episodic apnea*"

Tab. 6.6: Die kongenitalen Myasthenie-Syndrome (nach SIEB, 1999b). AChR: Acetylcholinrezeptor.

Für die Erkrankten und deren Familien ist die genaue Charakterisierung des Endplattendefekts wichtig. Nur die möglichst genaue diagnostische Zuordnung erlaubt eine Beratung hinsichtlich des Krankheitsverlaufes und des Vererbungsmusters. Teilweise ergeben sich auch therapeutische Konsequenzen. Die diagnostische Verkennung dieser Erkrankungen als seronegative Myasthenia gravis

und folglich falsch ausgerichtete Therapieversuche können die betroffenen Patienten gegebenenfalls gefährden. Immunsuppressiva und die Thymektomie sind bei den angeborenen Myasthenie-Syndromen ohne günstigen Effekt.

6.4.4.1. Klinisches Bild

Das klinische Bild der kongenitalen Myasthenie-Syndrome ist uneinheitlich (☞ Abb. 6.8). Typischerweise fällt bereits im Säuglingsalter eine Schrei- und Trinkschwäche auf. Manche dieser Erkrankungen, wie das *Slow channel-Syndrom* (ENGEL et al., 1982), manifestieren sich jedoch erst im frühen Erwachsenenalter. Auch der Ausprägungsgrad der Muskelschwäche ist unterschiedlich. Das Spektrum reicht von schweren, gegebenenfalls bereits im frühen Kindesalter tödlichen Krankheitsverläufen bis zu einer nur bei besonderen Ausdauerleistungen den Patienten behindernden Schwäche.

Neben einer andauernden Muskelschwäche registrieren die Patienten teilweise selbst, dass körperliche Anstrengung und teilweise auch Wärme zu einer weiteren Abnahme der Muskelkraft führen. Die klinische Untersuchung zeigt häufig eindeutig eine myasthene Abnahme der muskulären Kraft bei Ausdauerleistungen. Bei der Familiären Infantilen Myasthenie ist diese Belastungsintoleranz besonders ausgeprägt (MORA et al., 1987). Im Kindesalter kommt es hier durch Fieber, Überanstrengung oder aber auch ohne erkennbaren Grund zu Krisen mit einer sich rasch akzentuierenden Schwäche, die gegebenenfalls mit einer bedrohlichen respiratorischen Insuffizienz verbunden ist (CONOMY et al., 1975).

Bei einigen kongenitalen Myasthenie-Syndromen ist die Beweglichkeit der Augenbulbi eingeschränkt. Das klinische Bild mit einer solchen externen Ophthalmoplegie und Ptose erinnert dann an dasjenige bei mitochondrialen Myopathien. Beim *Slow channel*-Syndrom sollen vorwiegend die Schultergürtelmuskulatur sowie die Hand- und Fingerextensoren betroffen sein (ENGEL et al., 1982).

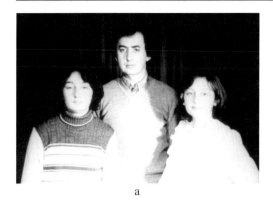

a

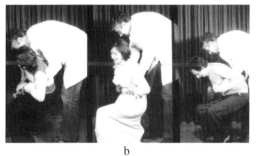

b

Abb. 6.8a+b: Kongenitales Myasthenie-Syndrom. Bilaterale Ptose (**a**) und proximal betonte Schwäche (**b**) bei drei Geschwistern. Eine nähere Zuordnung mit Spezialuntersuchungen ist bei dieser Familie bislang unterblieben.

6.4.4.2. Familienanamnese

Bis auf das autosomal-dominant vererbte *Slow channel*-Syndrom werden die kongenitalen Myasthenie-Syndrome autosomal-rezessiv vererbt (ENGEL, 1994). Bei geringer Kinderzahl treten sie deshalb nicht selten sporadisch auf. Auch kann das Vorliegen einer Neumutation beziehungsweise eine geringe Genpenetranz das sporadische Vorkommen eines angeborenen Myasthenie-Syndroms erklären. Weiterhin ist darauf hinzuweisen, dass auch die autoimmun bedingte Myasthenia gravis in manchen Familien gehäuft auftritt (BERGOFFEN et al., 1994).

6.4.4.3. Klinische Zusatzuntersuchungen

Der Nachweis von Autoantikörpern gegen den Acetylcholinrezeptor belegt die Diagnose der autoimmun bedingten Myasthenia gravis und schließt das Vorliegen eines kongenitalen Myasthenie-Syndroms aus. Im Kindesalter tritt die immunologisch verursachte Myasthenia gravis bei Europä-

ern nur selten auf, jedoch finden sich darunter relativ häufig seronegative Fälle. So fanden Andrews et al. (ANDREWS et al., 1993) unter neun vor der Pubertät an einer Myasthenie gravis erkrankten Kindern viermal keine Autoantikörper gegen den Acetylcholinrezeptor. Die sichere Abtrennung zwischen seronegativer Myasthenia gravis und den kongenitalen Myasthenie-Syndromen ist durch eine immunhistochemische Endplattenuntersuchung möglich. Bei der Myasthenia gravis findet sich als Ausdruck der humeralen Immunantwort der sogenannte *membrane attack complex*, der bei kongenitalen Myasthenie-Syndromen fehlt (NAKANO et al., 1993; ☞ Abb. 4.5).

Eine gezielt durchgeführte **elektromyographische Untersuchung** kann, wie in Kap. 5.4. dargestellt, das Vorliegen einer neuromuskulären Überleitungsstörung belegen. Bei den kongenitalen Myasthenien kann jedoch nach Ruhephasen in der Serienstimulation ein pathologisches Dekrement fehlen. Gegebenenfalls ist es erst durch Provokation, wie einer prolongierten 10 Hz-Serienstimulation oder einer forcierten Muskelanspannung über Minuten, nachzuweisen (ENGEL, 1993).

In der motorischen Neurographie können sich bei der Acetylcholinesterase-Defizienz und dem *Slow channel*-Syndrom als elektrophysiologische Besonderheit **repetitive Muskelsummenpotentiale** zeigen. Bei einem nervalem Einzelreiz kommt es 5-10 ms nach dem ersten Muskelsummenpotential zu einer zweiten Reizantwort. Die Amplitude des zweiten Potentials nimmt bei wiederholter Reizung rasch ab, so dass es nach wenigen Einzelreizen nicht mehr nachweisbar ist (ENGEL, 1993). Entsprechend fehlen diese repetitiven Summenaktionspotentiale nach einer willkürlichen Muskelanspannung und sie werden deshalb bei neurographischen Routineuntersuchungen übersehen.

Der **Edrophoniumchlorid-Test** (☞ Kap. 5.3.) ist in der Diagnostik der kongenitalen Myasthenie-Syndrome nicht sonderlich hilfreich. Nur ein Teil dieser Syndrome zeigt entsprechend des zugrundeliegenden Defektes eine Zunahme der Muskelkraft durch die Gabe des Acetylcholinesterase-Inhibitors Edrophoniumchlorid. So reagieren selbstverständlich Patienten mit einer Acetylcholinesterase-Defizienz nicht positiv auf die Gabe eines Acetylcholinesterase-Inhibitors.

Das Ergebnis einer aus einem Extremitätenmuskel durchgeführten **Muskelhistologie** ist bei den kongenitalen Myasthenie-Syndromen ebenfalls nicht wegweisend. Lediglich ein Teil der Biopsate zeigt unspezifische Auffälligkeiten, wie ein Überwiegen der Typ 1-Muskelfasern (SIEB et al., 1996a). Auch finden sich in Extremitätenmuskelbiopsaten meist keine Endplatten für weiterführende morphologische Untersuchungen.

6.4.4.4. Spezialuntersuchungen

Aus der klinischen und elektromyographischen Befunderhebung ergeben sich Hinweise auf das Vorliegen einer kongenitalen Myasthenie-Syndroms. Die Sicherung der Diagnose und die Bestimmung des zugrundeliegenden Defektes ist jedoch nur mit den in Tab. 6.7 aufgeführten Spezialuntersuchungen möglich, die morphologische, elektrophysiologische, radiochemische und molekularbiologische Verfahren umfassen. Nur mit der Kombination dieser Verfahren ist eine Charakterisierung des zugrundeliegenden Defekts der neuromuskulären Signalübertragung möglich. Die elektrophysiologischen in vitro-Untersuchungen umfassen Ableitungen mit intrazellulären Elektroden sowie Einzelkanalableitungen mit der sogenannten *Patch clamp*-Technik. Mit den Einzelkanalableitungen werden die kinetischen Eigenschaften des Acetylcholinrezeptor-Ionenkanals, d.h. dessen Offenzeit und Leitfähigkeit, erfasst.

Klinisch
• Anamnese, körperliche Untersuchung
• Elektrophysiologie: Serienstimulation, Einzelfaser-EMG
• Serologie: **Nie Nachweis von Anti-AChR-Antikörpern**
• **Nur teilweise**: positiver Effekt von AChE-Inhibitoren
• **Nicht wegweisend**: Extremitätenmuskelbiopsie
In vitro-Untersuchungen (Biopsie des M. intercostalis)

• Morphologie
  - Standard-Muskelhistochemie
  - Histologischer Nachweis der AChE und der AChR-Untereinheiten
  - Fehlen von Immunkomplexen im Endplattenbereich
  - Quantitative und zytochemische Elektronenmikroskopie

• Radiochemische Bestimmung der α-Bungarotoxinbindungsstellen pro Endplatte

• Elektrophysiologie
  - Ableitungen mit intrazellulären Mikroelektroden (MEPP, EPP, Spannungsklammer)
  - *Patch clamp*-Ableitungen

• Molekulargenetik

Tab. 6.7: Diagnostik bei den kongenitalen Myasthenie-Syndromen (nach SIEB, 1999b). EMG: Elektromyographie, AChE: Acetylcholinesterase, AChR: Acetylcholinrezeptor, MEPP: Miniaturendplattenpotential, EPP: Endplattenpotential.

Das Auffinden von Endplatten für diese Untersuchungen gelingt sicher nur bei kurzen Muskeln und nicht im Extremitätenmuskel. Üblicherweise werden deshalb zur Untersuchung von kongenitalen Myasthenie-Syndromen M. intercostalis-Biopsien in Allgemeinnarkose durchgeführt.

Molekularbiologisch wurden in den vergangenen Jahren Mutationen des Acetylcholinrezeptor-Ionenkanals (ENGEL et al., 1999) und der Acetylcholinesterase (OHNO et al., 1998; DONGER et al., 1998) aufgedeckt (☞ Abb. 6.9). Bei vielen kongenitalen Myasthenie-Syndromen ist jedoch der zugrundeliegende genetische Defekt nach wie vor nicht bekannt (SIEB et al., 1998). Entsprechend ist die rein molekularbiologische Differen-

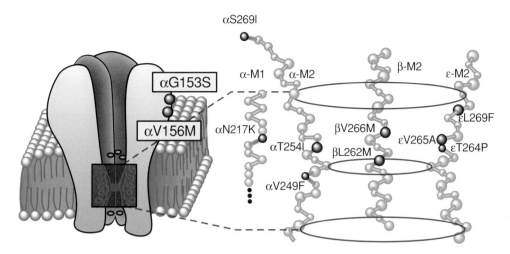

Abb. 6.9: Darstellung von Mutationen im Acetylcholin-Ionenkanal, die zu einem *Slow channel*-Syndrom führen. Die Mutationen betreffen unterschiedliche Untereinheiten des Kanals und unterschiedliche Domänen der Untereinheiten. Folge ist eine verlängerte Offenheit des Kanals. Therapeutisch wird hier Chinidin eingesetzt (ENGEL et al., 1999).

zierung eines kongenitalen Myasthenie-Syndroms bislang nur gelegentlich möglich.

6.4.4.5. Therapie

Teilweise können die kongenitalen Myasthenie-Syndrome gezielt medikamentös beeinflusst werden, wobei einige günstig auf eine medikamentöse Hemmung der neuromuskulären Signalübertragung ansprechen (SIEB, 1999b). Ein solche gezielte Pharmakotherapie setzt jedoch die möglichst genaue Charakterisierung des zugrundeliegenden Defekts der neuromuskulären Signalübertragung voraus. Eine immunsuppressive Therapie oder eine Thymektomie verbietet sich bei den kongenitalen Myasthenie-Syndromen.

Inhibitoren der Acetylcholinesterase sind nur bei einem Teil der kongenitalen Myasthenie-Syndrome therapeutisch wirksam. So können bei der Familiären Infantilen Myasthenie die hier auftretenden krisenartigen Verschlechterungen mit vergleichsweise geringen Pyridostigminbromid-gaben gut beeinflusst werden (ENGEL, 1994). Auch ist Pyridostigmin beim Fast channel-Syndrom wirksam, das auf einer verkürzten Offenzeit des Acetylcholinrezeptor-Ionenkanals beruht. Bei anderen Myasthenie-Syndromen, wie bei der angeborenen Acetylcholinesterase-Defizienz oder beim *Slow channel-Syndrom*, sind aber Acetylcholinesterase-Inhibitoren therapeutisch unwirksam

beziehungsweise sie verstärken möglicherweise sogar den Krankheitsprozess (GOMEZ et al., 1997). Beim *Slow channel*-Syndrom wird angenommen, dass die verlängerte Offenzeit des Acetylcholinrezeptor-Ionenkanals zu einem vermehrten Kalziumeinstrom führt und damit die morphologisch vorliegende Degeneration des postsynaptischen Apparats auslöst (GOMEZ et al., 1997). Beim Slow channel-Syndrom ist entsprechend **Chinidin** therapeutisch wirksam über eine Blockade des Acetylcholinrezeptor-Ionenkanals (HARPER et al., 1998; SIEB et al., 1996b). Chinidin ist jedoch lediglich beim *Slow channel*-Syndrom indiziert und führt bei den anderen Myasthenie-Syndromen einer weiteren Abnahme der Muskelkraft. Ex juvantibus-Therapieversuche mit Chinidin sollten deshalb unbedingt unterbleiben. **Ephedrin**, das über Jahrzehnte in der Therapie der Myasthenie eingesetzt wurde, sollte bei Endplattenerkrankungen nicht gegeben werden (SIEB et al., 1993).

Bei Patienten mit diagnostisch unklarer Muskelschwäche sollte die Möglichkeit eines kongenitalen Myasthenie-Syndroms erwogen werden. Eine gezielt durchgeführte elektromyographische Untersuchung kann gegebenenfalls das Vorliegen einer Endplattenfunktionsstörung sichern. Die sichere Abtrennung dieser Syndrome von der seronegativen Myasthenia gravis ergibt sich morphologisch aus dem Fehlen beziehungsweise aus dem Nachweis von Immunkomplexen im Endplattenbereich. Bei den kongenitalen Myasthenie-Syndromen können sich aus der genauen Charakterisierung des zugrundeliegenden Defekts mit Spezialuntersuchungen therapeutische Konsequenzen ergeben.

Therapie

7. Therapie

7.1. Allgemeine Therapie-richtlinien

Die meisten Patienten mit Myasthenia gravis benötigen auf Grund der Chronizität ihrer Erkrankung eine intensive und lebenslange ärztliche Betreuung. Verbesserte therapeutische Möglichkeiten in Verbindung mit einer konsequenten Betreuung von Myasthenie-Patienten in spezialisierten Behandlungszentren haben den Krankheitsverlauf der Myasthenia gravis in den letzten Jahren entscheidend verbessert. Krisenhafte Verschlechterungen werden heute insbesondere auch wegen der verbesserten poststationären Nachbetreuung in Myasthenie-Spezialsprechstunden nur noch selten beobachtet. Die Betreuung in einer solchen Myasthenie-Sprechstunde sollte unbedingt gewährleistet sein. Sie trägt entscheidend dazu bei, dass nicht nur die Aufklärung von Patienten und Hausärzten verbessert wird, sondern dass auch möglichen Dekompensationen vorgebeugt wird und dass in schwierigen Fällen das weitere Vorgehen sowie die differentialdiagnostischen Aspekte rasch geklärt werden.

Die Myasthenie-Symptomatik kann in den ersten fünf Krankheitsjahren fluktuieren. Dies erschwert die Diagnosestellung, aber auch die Therapieeinstellung. Unerfahrene Behandler neigen häufig zu einem allzu raschen Wechsel der Therapiekonzepte und zu einer Fehleinschätzung des Therapieeffekts bestimmter Medikamente. Eine Vielzahl von Begleitmedikamenten aber auch emotionale oder körperliche Belastungen können den Krankheitsverlauf stark beeinträchtigen. Mit Exazerbationen im Rahmen fieberhafter Erkrankungen, belastender Umweltfaktoren und vielen anderen Situationen muss gerechnet werden. Vielfach kann eine umfassende Aufklärung der Patienten und der Hausärzte dazu beitragen, dass bereits im Vorfeld Riskosituationen erkannt und so durch eine rechtzeitige Anpassung der Therapie Exazerbationen vermieden werden. Eine wertvolle Hilfe in der Betreuung von Patienten mit Myasthenie ist die Zusammenarbeit und Einbindung von Myasthenie Selbsthilfe-Organisationen (Kap. 8.1.).

Neben den allgemeinen Maßnahmen und Ratschlägen ruht die Behandlung der Myasthenia gravis auf vier Säulen:

➤ 1) Verbesserung der neuromuskulären Übertragung durch Acetylcholinesterase-Inhibitoren
➤ 2) Immunsuppressive oder immunmodulatorische Therapie
➤ 3) Interventionelle Therapiemaßnahmen zur Behandlung akuter Verschlechterungen wie etwa der Plasmabehandlung (Plasmapherese, Immunadsorbtion)
➤ 4) Thymektomie

Auf dieser Grundlage muss für jeden Patienten ein individueller Therapieplan erarbeitet werden, der im Verlauf nach den klinischen Bedürfnissen jeweils weiter angepasst wird. Es ist heute möglich, nahezu allen Patienten wieder ein normales, kaum behindertes Leben zu ermöglichen. Es darf andererseits jedoch nicht vergessen werden, dass die meisten Patienten auf eine lebenslange Therapie u.a. mit Immunsuppressiva angewiesen sind.

7.2. Acetylcholinesterase-Inhibitoren

Die bei der Myasthenie eingesetzten Acetylcholinesterase-Inhibitoren wirken **reversibel** (TAYLOR, 1996). Das ausschließlich diagnostisch eingesetzte **Edrophoniumchlorid** (Camsilon®, Tensilon®) hat den schnellsten Wirkungseintritt und wird mit einer Halbwertzeit von lediglich 2 Minuten eliminiert (☞ Kap. 5.3.). Die Carbamylesterverbindungen **Pyridostigminbromid** (Kalymin®, Mestinon®) und **Neostigmin** (Prostigmin®) binden nahe an der katalytische Einheit des Enzyms, wo sie deutlich langsamer als Acetylcholin hydrolysiert werden. Die Carbamylgruppe wird kovalent an die Acetylcholinesterase übertragen, wodurch die Enzymaktivität für Stunden gehemmt wird. Entsprechend wird das Acetylcholin-Angebot im synaptischen Spalt der motorischen Endplatte erhöht. Pyridostigminbromid ist nicht liquorgängig. Trotzdem wurde die Verwendung von Pyridostigmin als Giftgasantidot während des Golfkrieges 1991 mit dem Auftreten einer chronischen Belastungsstörung (*"Persian Gulf Syndrome"*) bei etwa hunderttausend Veteranen iN Ver-

Substanz	Äquivalenz-Dosierung			Wirkzeitraum	
	per os	i.v.*	i.m.	Beginn	Maximum
Pyridostigminbromid:					
- Kalymin®, Mestinon®	60-90 mg	1-2 mg	2 mg	15-45 Min.	2-4 Std.
- Mestinon® retard	90-180 mg	-	-	60 Min.	6-12 Std.
Neostigmin					
- Prostigmin®	15 mg	0,5 mg	1 mg	10-30 Min.	2-3 Std.
Ambenoniumchlorid					
- Mytelase®**	10 mg	-	-	60 Min.	6-8 Std.
* Bei intravenöser Gabe wird Neostigmin von manchen Zentren wegen der besseren Steuerbarkeit dem Pyridostigmin vorgezogen. (Neostigmin 0,15 - 0,3 mg/h, Pyridostigmin 1 - 2 mg/h; als Dauerinfusion über Perfusor; Achtung wegen verstärkter Bronchialsekretion). ** In Deutschland nur über internationale Apotheken erhältlich.					

Tab. 7.1: Pharmakokinetik der in der Myasthenie-Therapie eingesetzten Acetylcholinesterase-Inhibitoren (nach MELMS et al., 1998).

bindung gebracht. Aus der Myasthenie-Behandlung ergibt sich für diese Vermutung kein Indiz.

Pyridostigminbromid ist das Medikament der ersten Wahl für die orale Langzeitbehandlung mit Acetylcholinesterase-Inhibitoren und ist quasi die **Basis der medikamentösen Myasthenie-Behandlung**. Ziel dieser symptomatischen Behandlung mit Acetylcholinesterase-Inhibitoren ist eine rasche Zunahme der Muskelkraft durch eine Verbesserung der neuromuskulären Signalübertragung durch eine Hemmung des Transmitterabbaus. Myasthenie-Patienten verspüren durch diese Medikamente meist eine eindeutige Besserung, wobei fast nur bei okulärer Myasthenie eine ausreichende Stabilisierung durch eine Monotherapie mit Pyridostigminbromid erreicht wird.

Ambenoniumchlorid (Mytelase®) ist in Deutschland nur über internationale Apotheken verfügbar. Diese Substanz hat relativ geringe muskarinerge Nebenwirkungen und eine relativ lange Halbwertzeit, so dass sich eine Überdosierung schleichend ohne klinische Warnhinweise entwickeln kann. Ein Therapieversuch mit Ambenoniumchlorid empfiehlt sich jedoch bei Patienten, die zu starken muskarinergen Nebenwirkungen (s.u.) neigen. Auch ist es bei Bromunverträglichkeit angezeigt.

7.2.1. Pharmakokinetik

Die pharmakokinetischen Daten der therapeutisch eingesetzten Acetylcholinesterase-Inhibitoren werden in Tab. 7.1 zusammengefasst.

Die enterale Resorption von Pyridostigminbromid ist schlecht. Die Bioverfügbarkeit beträgt lediglich 3,3-14 %. Die sich daraus ergebenden Äquivalenzdosen sind beim Wechsel zwischen oraler und parenteraler Gabe, z.B. perioperativ, zu beachten (☞ Tab. 7.1). Dabei gilt als **Faustregel**:

1 mg Pyridostigminbromid intravenös entspricht zirka 30 mg oral.

Nach oraler Einnahme von Pyridostigminbromid wird die maximale Plasmakonzentration nach zirka 2 - 4 Stunden, das klinische Wirkmaximum jedoch häufig bereits nach 30 - 60 Minuten erreicht (SCHUMM et al., 1985; BREYER-PFAFF et al., 1985). Die Medikamenteneinnahme zusammen mit einer Mahlzeit kann die Resorption verzögern, ohne dass die insgesamt resorbierte Menge abnimmt. Der Plasmaspiegel nach oraler Einnahme von 60 mg Pyridostigminbromid liegt in der Größenordnung von 60 - 70 ng/ml, wobei erhebliche intra- und interindividuelle Schwankungen bestehen, so dass sich ein therapeutischer Wirkspiegelbereich nicht angeben lässt. Die Pyridostigminbromid-Konzentration in der Muttermilch beträgt 36 bis 113 % der maternalen Plasmakonzentration. Bei Tagesdosen bis 300 mg soll für das Kind kein Risiko bestehen (HARDELL et al., 1982).

7.2.2. Dosierung und Nebenwirkungen

Bei Erwachsenen beginnt man therapeutisch mit mit der Gabe von 30-60 mg Pyridostigminbromid oral alle 4-6 Stunden. Kinder erhalten zu Beginn 0,5-1 mg/kg Pyridostigmin oral. Überdosierungserscheinungen im Sinne einer cholinergen Krise sind bei Erwachsenen unterhalb einer Tagesdosis von 400-500 mg Pyridostigminbromid oral nicht zu erwarten.

> Die **Tageshöchstdosis von Pyridostigminbromid** sollte wegen des Risikos einer cholinergen Krise keinesfalls **600 mg** überschreiten.

Dosierung und Einnahmezeitpunkte werden dann im weiteren Verlauf den jeweiligen individuellen Erfordernissen angepasst. Die Einzeldosis sollte nicht mehr als 60-90 mg betragen. Manche Patienten können mit der späten Einnahme von retardiertem Pyridostigminbromid (Mestinon® retard = 180 mg Pyridostigminbromid) eine Besserung ihrer Befindlichkeit am nächsten Morgen erreichen. Die Pharmakokinetik von Mestinon® retard ist jedoch sehr variabel und nicht vorhersehbar (MELMS et al., 1998).

Bei der **okulären Myasthenie** reichen häufig schon geringe Pyridostigminbromid aus, wie 3-4 mal 20 mg pro die. Ist eine ausreichende Korrektur der Augensymptome durch eine Tagesdosis von 200 mg Pyridostigminbromid hier nicht möglich, sollte man versuchsweise ganz auf die Gabe von Acetylcholinesterase-Inhibitoren verzichten. Ist Pyridostigmin nicht ausreichend wirksam, kann bei der okulären Myasthenie ein Behandlungsversuch mit Glukokortikoiden unternommen werden (☞ Kap. 7.3.1.). Meistens kommt es bei Einnahme von 25 mg Prednison-Äquivalent täglich nach 2 - 3 Wochen zu einer Besserung. Manchmal sind auch Hilfsmittel wie Prismenfolien günstig.

Feste Dosierungsschemata werden nicht allen Patienten gerecht. Ein vermehrter Bedarf von Pyridostigminbromid ergibt sich durch folgende besondere Situationen:

• Während besonderer körperlicher Belastungssituationen. Vorab kann gegebenenfalls zusätzlich 10 - 30 mg Pyridostigminbromid eingenommen werden

• Exazerbation der Myasthenia gravis, beispielsweise durch einen Infekt oder eine Medikamenteninterferenz (☞ Kap. 7.6.)

• Bei der Plasmapherese wird Gegensatz zur Immunadsorption Pyridostigminbromid eliminiert

• In der Initialphase einer Glukokortikoidtherapie (☞ Kap. 7.3.1.)

Acetylcholinesterase-Inhibitoren können an schwerwiegenden Nebenwirkungen insbesondere **Magenulzera** hervorrufen oder ein **Asthma bronchiale** verschlechtern. Eine Neigung zur Diarrhoe unter Acetylcholinesterase-Inhibitoren kann mit Atropin-Tabletten (0,125-0,25 mg) oder mit Pirenzepin, einem selektiven Muskarin-Rezeptor-Agonisten, behandelt werden. Tierexperimentell führte der hochdosierte Einsatz von Prostigmin zu einer Degeneration des postsynaptischen Apparats (ENGEL et al., 1973). Es gibt jedoch keinen Beleg dafür, dass es bei der in der humanen Therapie üblichen Dosierung zur Entwicklung einer solchen **Endplattenmyopathie** kommt.

> **Neostigmin-Dosier-Nasenspray:**
> Bei **Schluckbeschwerden** oder **starken Durchfällen** kann der Einsatz eines Neostigmin-Nasensprays günstig sein:
> ➤ **Rezeptur**:
> - Neostigminbromid 0,43-0,6 g
> - Aqua ad inj. ad 10,0 g
> - Filtration durch 0,2 μm Zellulosenitrat-Filter
>
> Die Konzentration der Lösung richtet sich nach dem Hubvolumen des verwendeten Sprühkopfs. Ein Hub nach Druckaufbau (d.h. 1-2 Hüben ins 'Leere') soll zirka 5 mg Neostigminbromid entsprechen.
> Drei Hübe à 5 mg Neostigmin entsprechen zirka einer 60mg-Tablette Pyridostigmin, wobei mit einem Wirkungseintritt bereits nach 5 - 15 Minuten zu rechnen ist.
> H. Zang, DMG-Aktuell, 1/1994

7.2.3. Myasthene versus cholinerge Krisen

Eine Überdosierung von Acetylcholinesterase-Inhibitoren führt zu einem Überangebot an Acetylcholin. Die Acetylcholinrezeptoren desensitisieren dadurch, wobei der molekulare Mechanismus der **Desensitisierung** ungeklärt ist. Klinisch bestehen im Rahmen der sogenannten cholinergen Krise eine **Muskelschwäche mit vermehrter Belastungsintoleranz, Faszikulationen und toxische Allgemeinsymptome**.

Überdosierungserscheinungen bei Acetylcholinesterase-Inhibitoren (cholinerge Krise)
• **Muskarinerg**
- Okulär
- Miose
- konjunktivale Kongestion
- Gastrointestinal
- Übelkeit
- Erbrechen
- Diarrhoe
- abdominale Krämpfe
- Kardial
- Bradykardie
- Hypotonie
- Respiratorisch
- Bronchokonstriktion
- vermehrte Bronchialsekretion
- Vermehre Drüsensekretion
- diffuses Schwitzen
- Hypersalivation
• **Nikotinerg** (Skelettmuskulatur)
- Schwäche
- Faszikulationen
- Spasmen
• **Zentralnervensystem**
- Unruhe
- Schlaflosigkeit
- ggf. epileptische Anfälle und Bewusstseinstörung

Die Faszikulationen beruhen wohl auf der Akkumulation von Kalium-Ionen im synaptischen Spalt und einer damit einhergehenden Depolarisation der Nervenendigung (HOHLFELD et al., 1981). Die toxischen Allgemeinsymptome werden durch die gleichzeitige Stimulation *muskarinerger* Acetylcholin-Rezeptoren des autonomen Nervensystems hervorgerufen. Während Pyridostigmin und Neostigmin in üblicher Dosierung die Blut-Hirn-Schranke nicht passieren, kann es im Rahmen einer cholinergen Krise auch zu zentralnervösen Symptomen, wie Reizbarkeit und Unruhe

kommen. Myasthenie-Patienten sollten unbedingt auf das Risiko einer cholinergen Krise, etwa in Folge von unkontrollierter Dosiserhöhungen, hingewiesen werden.

7.3. Immunologisch wirksame Therapieformen

7.3.1. Glukokortikoide

Glukokortikoide werden bei der Myasthenia gravis überwiegend kombiniert mit Inhibitoren der Acetylcholinesterase und Azathioprin eingesetzt. Eine immunsuppressive Monotherapie ausschließlich mit Glukokortikoiden bleibt dagegen Ausnahmen vorbehalten, wie einer okulären Myasthenie, die nicht ausreichend mit Acetylcholinesterase-Inhibitoren therapiert werden kann. Bei generalisierter Myasthenie ist ansonsten das Rezidivrisiko nach Beendigung einer Glukokortikoid-Monotherapie relativ hoch ist. Die **frühzeitige Kombination mit Azathioprin** meist ab der zweiten Therapiewoche dagegen

- ist im Verlauf glukokortikoidsparend und vermindert damit das Risiko von Glukokortikoid-Nebenwirkungen
- hat eine höhere Erfolgsquote und
- ist insbesondere vorteilhaft, da mit der bereits nach zwei bis drei Wochen einsetzenden immunsuppressiven Glukokortikoid-Wirkung die Zeitspanne bis zum Einsetzen der Immunsuppression durch Azathioprin von mindestens 3-6 Monaten überbrückt wird (MELMS et al., 1998; ENDLER, 1998)

Die entzündungshemmende und immusuppressive Wirkung von Glukokortikoiden beruht auf verschiedenen Mechanismen. Eine zentrale Rolle scheint die Interferenz bei der Aktivierung von Transkriptionsfaktoren zu spielen, wodurch die Genaktivierung von proinflammatorischen Zytokinen unterdrückt wird (SCHEINMAN et al., 1995).

7.3.1.1. Therapieempfehlungen

➤ Vor jeder systemischen Langzeittherapie mit Glukokortikoiden sind Kontraindikationen und Wechselwirkungen mit anderen Medikamenten zu berücksichtigen. Auch muss der Patient über die teilweise schwerwiegenden Nebenwirkungen aufgeklärt werden

➤ Die Einstellung auf Kortikosteroide sollte **unbedingt stationär erfolgen**, da es in den ersten zwei Behandlungswochen nicht selten zu einer passageren Verschlechterung kommt, die insbesondere bei vorbestehenden Schluckstörungen oder einer bereits reduzierten Vitalkapazität rasch ein kritisches Ausmaß annehmen kann. Die Ursache dieser Verschlechterung ist unklar. Obwohl ein direkt hemmender Effekt von Glukokortikoiden auf die neuromuskuläre Signalübertragung nachgewiesen wurde, ist entsprechend des zeitlichen Verlaufs eine immunologische Verursachung wahrscheinlicher (MILLER et al., 1986; WILSON et al., 1974)

➤ Vor Therapiebeginn sind neben einer Blut- und Urinuntersuchung ein Gerinnungsstatus, eine Glukosebelastung, eine Thorax-Röntgenaufnahmen und gegebenenfalls bei entsprechender Anamnese eine Gastroskopie bzw. eine augenärztliche Untersuchung zu veranlassen

➤ Die wichtigsten Nebenwirkungen einer hochdosierten Dauertherapie mit Glukokortikoiden sind: Osteoporose, arterielle Hypertonie, Cushingoid mit Adipositas, Magenulzera, Gliedergürtelschwäche durch eine chronische Steroidmyopathie, Katarakt und opportunistische Infektionen

➤ Während der Therapie werden Blutbild, Blutzucker und Elektrolyte im ersten Monat wöchentlich, im 2. und 3. Monat jede 2. Woche und danach einmal monatlich kontrolliert. Der Acetylcholinrezeptor-Autoantikörpertiter sollte vor Behandlungsbeginn, im ersten Vierteljahr monatlich, dann viertel- bis halbjährlich bestimmt werden. Blutdruck und Körpergewicht sind zu überwachen. Auch werden insbesondere bei älteren Patienten regelmäßige Röntgenkontrollen der Wirbelsäule zur Einschätzung der Osteoporose-bedingten Veränderungen sowie augenärztliche Untersuchungen zur Früherkennung einer Katarakt empfohlen (MELMS et al., 1998)

➤ Sind aus der Anamnese Magenulzera bekannt, sollte Ranitidin oder Omeprazol als **Magenschutz** verordnet werden. Insbesondere ältere Patienten sollten 1000 mg Kalzium und 1000-1500 I.E Vitamin D täglich zur **Osteoporoseprophylaxe** gegeben werden. Reicht diese Osteoporoseprophylaxe nicht aus, kann zusätz-

lich mit Fluoriden substituiert werden (MELMS et al., 1998)

➤ Die Erhaltungsdosis, die einen klinisch stabilen Zustand bedingt, muss individuell so niedrig wie möglich liegen. Auch sollte sie, wenn möglich, alternierend jeden 2. Tag gegeben werden

➤ Bei der Kombination mit Azathioprin wird meist nach 6-12 Monaten die Glukokortikoid-Medikation allmählich ausgeschlichen, sofern nur noch eine leichte und klinisch stabile Symptomatik vorliegt und der Autoantikörpertiter abgefallen ist. Für die meisten Myasthenie-Patienten ist dann eine Azathioprin-Monotherapie ausreichend

➤ Eine Langzeittherapie darf nur nach vorsichtiger stufenweiser Reduktion beendet werden

7.3.1.2. Dosierung

Kortikosteroide werden nach unterschiedlichen Dosierungsplänen eingesetzt:

➤ 1) **Kortikosteroidtherapie mit hoher Anfangsdosis** (70-100 mg Prednison täglich) und stufenweiser Reduktion nach Stabilisierung und Besserung auf die Erhaltungsdosis. Das Risiko einer initialen Verschlechterung ist dabei nicht zu unterschätzen ,jedoch in der Regel vertretbar. Für den Patienten soll durch dieses Vorgehen möglichst rasch ein Therapieeffekt erreicht werden (TOYKA, 1994)

➤ 2) **Kortikosteroidtherapie mit niedriger Anfangsdosis** (10 - 25 mg Prednison täglich) und wöchentlicher Steigerung um 10-25 mg Prednison bis zur klinischen Besserung oder bis zu einer Tagesdosis von 75 - 100 mg Prednison und anschließender stufenweiser Reduktion auf die Erhaltungsdosis. Bei dieser eher langsamen Vorgehensweise ist das Risiko einer klinisch relevanten initialen Verschlechterung gering einzuschätzen. Allerdings tritt die klinische Verbesserung der myasthenen Symptomatik häufig erst nach 2-3 Wochen ein

➤ 3) Andere Autoren empfehlen eine **alternierende Gabe bereits während der Therapieeinleitung**. Beispielsweise soll mit Prednisondosen von 25 mg jeden 2. Tag die Therapie begonnen werden und diese Dosis alle 6 Tage um 12,5 mg bis zu 100 mg jeden 2. Tag gesteigert werden, sofern nicht bereits vorab eine Besserung erreicht werden kann (JERUSALEM et al., 1991)

➤ 4) Hochdosierte **Kortikosteroid-Pulsthera-pie**, wie beispielsweise 2 g Methylprednisolon an zwei aufeinanderfolgenden Tagen. Dieses Vorgehen führte in einer schwedischen Studie zu einer Stabilisierung bei generalisierter Myasthenie (LINDBERG et al., 1998). Mit initialen Verschlechterungen und Ateminsuffizienz muss gerechnet werden. Die Pulstherapie soll aber auch neben Immunglobulinen und Immunadsorption/Plasmapherese eine alternative Strategie bei drohender myasthener Krise bei Unverträglichkeit oder Unwirksamkeit anderer Immunsuppressiva, wie Azathioprin, Cyclosporin A und Cyclophosphamid, darstellen (ENDLER, 1998)

➤ 5) Durch die Kombination einer hohen Anfangsdosis (70-100 mg Prednison) mit einer Plasmaaustauschbehandlung kann das Auftreten einer Glukokortikoid-bedingten Verschlechterung vermieden werden (MELMS et al., 1998). Ein solches Vorgehen ist besonders bei prä-krisenhaften oder krisenhaften Verschlechterungen sinnvoll

Vergleichende Untersuchungen zu Effektivität und Risiken dieser Dosierungspläne fehlen. Insgesamt wird man das therapeutische Vorgehen von einer individuellen Risikoeinschätzung abhängig machen.

7.3.2. Azathioprin

Erste erfolgversprechende Behandlungsversuche mit Immunsuppressiva erfolgten bereits in den sechziger Jahren, wie durch Mertens 1969 in Würzburg (MERTENS et al., 1969). Aus heutiger Sicht ist es besonders bemerkenswert, dass diese wirksame und lebensverlängernde Therapieform bereits vor dem sicherem experimentellen Nachweis der Autoimmungenese klinisch eingesetzt wurde. Nach anfänglichen Rückschlägen, insbesondere durch die teilweise erheblichen Nebenwirkungen bei Einsatz bestimmter Immunsuppressiva, wie Aktinomycin, wurde dann zunächst in Europa und erst später in den USA Azathioprin (Azamedac®, Imurek®, Zytrim®) als Standardtherapeutikum bei generalisierter Myasthenie allgemein anerkannt (HOHLFELD et al., 1996; KÖHLER et al., 1998). Trotzdem wird Azathioprin in

den USA weiterhin eher zurückhaltend eingesetzt (BROMBERG et al., 1997). Andere Immunsuppressiva, wie Cyclosporin A, Cyclophosphamid oder Methotrexat konnten sich wegen des ungünstigeren Nebenwirkungsprofils nicht durchsetzen, werden aber als Ausweichpräparate von Azathioprin bei Unverträglichkeit bzw. nicht ausreichender Wirksamkeit eingesetzt. Zu den neuen Immunsuppressiva liegen noch keine klinischen Erfahrungen vor.

7.3.2.1. Wirkmechanismen und Pharmakokinetik

Azathioprin ist ein Purinanalogon. Die selbst biologisch inaktive Substanz wird zunächst zu 6-Mercaptopurin und dann intrazellulär u.a. zu biologisch aktiven Metaboliten wie 6-Thioinsinsäure umgewandelt, die die Nukleinsäuresynthese hemmen. Der exakte zelluläre Mechanismus der Immunsuppression durch Azathioprin ist nach wie vor ungeklärt. Es wird angenommen, dass vor allem

• die zellvermittelte Hypersensitivitätsreaktionen als auch

• die Antikörperproduktion

gehemmt werden.

Azathioprin wirkt auf proliferierende Lymphozyten und induziert eine Lymphopenie, die sowohl B- als auch T-Zellen betrifft. Immunreaktionen werden unter Azathioprin geringer als z.B. unter Cyclophosphamid unterdrückt.

Oral verabreichtes Azathioprin wird im Magen-Darm-Trakt zu etwa 90 % resorbiert. Maximale Blutspiegel werden nach zirka 2 Stunden erreicht, die Plasmahalbwertszeit beträgt 26-80 Minuten und die Plasma-Eiweißbindung liegt bei 20 %. Azathioprin wird hauptsächlich durch die Xanthinoxidase metabolisiert. und als Thioharnsäure ausgeschieden. Die Abbaurate ist individuellen Schwankungen unterzogen. Bei Patienten mit einem **Thiopurin-Methyltransferase (TPMT)-Mangel** ist eine rasch nach Therapiebeginn mit Azathioprin einsetzende Myelosuppression möglich (SCHÜTZ et al. 1996; LENNARD et al. 1989). Bei einem Verdacht auf TPMT-Mangel sollten die Azathioprin-Behandlung unterbrochen, die TMPT-Aktivität in den Erythrozyten bestimmt und dann die Umstellung auf ein anderes Immunsuppressivum erwogen werden.

Die wichtigste **Medikamenteninteraktion** besteht bei der gleichzeitigen Einnahme von **Allopurinol** (☞ Tab. 7.2). Da die Xanthinoxidase durch Allopurinol gehemmt wird, muss die sonst übliche Azathioprindosis um 75 % reduziert werden, da ansonsten eine Myelosuppression droht.

• Allopurinol	Azathioprin-Abbau gehemmt, Dosisreduktion von Azathioprin auf 25 % erforderlich
• ACE-Hemmer • Cimetidin • D-Penicillamin (bei Myasthenie kontraindiziert) • Indometacin • Trimethoprin/ Sulfamethoxazol	Hämatologische Komplikationen möglich
• Antikoagulantien • Zytostatika/myelosuppressive Medikamente	Verstärkte myelotoxische Wirkung
• Lebendimpfstoffe • Impfstoffe mit abgeschwächten Erregern	Atypische Reaktionen möglich Verminderte Immunantwort möglich
• Muskelrelaxanzien • D-Tubucurarin • Pancuronium	wohl keine klinisch relevante Interaktion

Tab. 7.2: Azathioprin: Medikamentenwechselwirkungen (KÖHLER et al., 1998)

In Hinblick auf eine Wirksamkeit von Azathioprin scheinen heterogene, krankheitsspezifische Faktoren (COMPSTON et al., 1980) und individuelle Metabolisierungsraten von Bedeutung zu sein. Patienten mit rasch progressivem Verlauf, einem hohen Acetylcholinrezeptor-Antikörpertiter und spätem Erkrankungsbeginn scheinen eher zu profitieren als junge Patienten mit einem niedrigen Antikörper-Titer (MATELL, 1987).

7.3.2.2. Therapiestudien

Übereinstimmend werden in klinischen Studien Besserungsraten zwischen 60-80 % durch den Einsatz von Azathioprin berichtet, wobei jedoch zumeist retrospektiv und nicht kontrolliert vorgegan-

gen wurde (KUKS et al., 1991). In einer kontrolliert durchgeführten, französischen Studie zeigte sich im Vergleich zwischen Prednison und Azathioprin in der Langzeitbeobachtung von durchschnittlich 30 Monaten ein günstigerer Effekt bei den mit Azathioprin behandelten Myasthenie-Patienten (MYASTHENIA GRAVIS CLINICAL STUDY GROUP, 1993). Weiterhin wurde gerade eine kontrollierte Studie zur Kombination von Prednison und Azathioprin publiziert (PALACE et al., 1998). Hier zeigte sich im Vergleich zur Prednison-Monotherapie ein positiver Effekt durch den zusätzlichen Einsatz von Azathioprin, beispielsweise in einer Reduktion der erforderlichen Prednisondosis und in einer geringen Zahl der Therapieversager.

Die klinische Wirkung setzt im Vergleich zu Glukokortikoiden deutlich später und anfangs weniger verlässlich ein (BROMBERG et al., 1997). Meist wird bei generalisierter Myasthenie deshalb initial eine Kombinationsbehandlung mit Kortison eingeleitet, wobei die Glukokortikoide abhängig vom klinischen Verlauf nach zirka 12 Monaten gegebenenfalls auch später langsam abdosiert werden (MANTEGAZZA et al., 1988; SOMMER et al., 1997).

Klinisch ist auch die Frage interessant, inwieweit durch eine frühzeitige und konsequente immunsuppressive Therapie der Verlauf günstig zu beeinflussen ist. Prospektive Untersuchungen dazu sind uns nicht bekannt. Eine retrospektive Untersuchung aus Tübingen brachte eine frühzeitige Immunsuppression bei okulärer Myasthenie mit einer geringeren Generalisierungsrate und häufigeren Remissionen in Verbindung (SOMMER et al., 1997).

7.3.2.3. Therapieempfehlungen

Folgende Punkte sind bei der Durchführung einer Azathioprin-Therapie besonders wichtig:

➤ Bis zum Einsetzen der immunsuppressiven Wirkung von Azathioprin vergehen **3 bis 6 Monate**. Das Wirkmaximum wird erst nach etwa 12 Monaten erreicht (MERTENS et al., 1981). Deshalb wird Azathioprin zumindest in den ersten Therapiemonaten mit Glukokortikoiden kombiniert. Nach Einsetzen der Besserung kann dann eine Immunsuppression ausschließlich mit Azathioprin in Kombination mit einem Acetylcholinesterase-Inhibitor ausreichen.

➤ Eine kontinuierliche Azathioprin-Behandlung über **mindestens 2 bis 3 Jahre** ist erforderlich. Vorzeitige Absetzversuche können zu einer erneuten Exazerbation der Myasthenie führen (HOHLFELD et al., 1985; MICHELS et al., 1988). Aussetzversuche sollten langsam mit einer allmählichen Dosis-Reduktion beispielsweise in 25mg-Schritten erfolgen

➤ Die Behandlung mit Azathioprin ist im allgemeinen einfach und problemlos. Bei bis zu 10 % der Patienten findet sich jedoch bei Therapiebeginn eine individuelle Unverträglichkeit, eine **Idiosynkrasie**, mit Unwohlsein, Fieber, Hautreaktionen und Erbrechen. Hier muss die Azathioprin-Einnahme sofort beendet werden und therapeutische Gegenmaßnahmen veranlasst werden. So wurde aus Würzburg über eine myasthene Krise durch ein Azathioprin-induziertes Fieber berichtet (TUMANI et al., 1997). **Wegen der Möglichkeit einer solchen Idiosynkrasie sollte in den ersten Therapietagen zur Testung der Verträglichkeit niedrig mit 50mg/die behandelt werden.** Im weiteren beträgt die tägliche Erhaltungsdosis dann im allgemeinen 1,5 bis 3 mg /kg Körpergewicht verteilt auf 2 oder 3 Einnahmezeitpunkte

➤ Unter der Azathioprin-Therapie sind regelmäßige Kontrollen von Blutbild und der Leberenzymen erforderlich. Die Häufigkeit unerwünschter **Nebenwirkungen** ist niedrig und meist durch eine Dosisreduktion reversibel (HOHLFELD et al., 1988). Am häufigsten sind Knochenmarkdepressionen mit Leukopenie, gastrointestinale Beschwerden und vorübergehende Leberwerterhöhungen (☞ Tab. 7.3). Der relativ häufig zu beobachtende Anstieg der Lebertransaminasen bis auf etwa das Dreifache der Norm ist in der Regel unter einer Dosisreduktion reversibel. Leichtere gastrointestinale Beschwerden lassen sich durch Dosisumverteilungen, Einnahme nach den Mahlzeiten oder durch eine vorübergehende Dosisreduktion meist problemlos beheben

Azathioprin - unerwünschte Nebenwirkungen und Komplikationen	
Knochenmarkdepression	19-25 %
gastrointestinale Beschwerden	13 %
Transaminasenanstieg, Cholestase	6-9 %
Infektionen	3 -13 %
Überempfindlichkeitsreaktionen (Idiosynkrasie)	1 -10 %
erhöhte Malignomrate Teratogenität	nicht sicher
Haarausfall Gelenkschmerzen Muskelverspannungen/Schmerzen	selten
Gesamtnebenwirkungsrate	12 -39 %

Tab. 7.3: Unerwünschte Nebenwirkungen und Komplikationen der Therapie mit Azathioprin bei Myasthenia gravis (KÖHLER et al., 1998).

➤ Bei **Leukozytenwerten unter 3500/mm³** muss die Dosis um 50 % reduziert werden; ein Absetzen für 2-3 Wochen ist bei Leukozytenzahlen unter 2500/mm³ erforderlich. Auch wenn die Knochenmarkdepression gewöhnlich zu Beginn der Behandlung auftritt, so muss prinzipiell während der ganzen Behandlungszeit mit dieser Komplikation gerechnet werden. **Ein direkter Zusammenhang zwischen Blutbildveränderungen und gewünschter Immunsuppression ist nicht gesichert.** Dessen ungeachtet wird allgemein zum Monitoring des Therapieeffektes eine Leukozytenzahl um 4000/mm³ bzw. absolute Lymphozytenzahlen zwischen 800-1000/mm³ empfohlen. Für zusätzlich mit Kortikoiden behandelte Patienten gelten aufgrund der induzierten Leukozytose deutlich höhere Leukozytenzahlen (6000-8000/mm³). Bei regelmäßiger Medikamenteneinnahme zeigt sich ein Anstieg des mittleren korpuskulären Erythrozytenvolumens um etwa 15 % (HOHLFELD et al., 1988; KUKS et al., 1991)

➤ Das **teratogene Risiko** bei Azathioprin wird als niedrig eingeschätzt, trotzdem sollte eine sichere Antikonzeption empfohlen werden (☞ Kap. 3.3.1.). Das **Malignomrisiko** ist zumindest in den ersten zehn Therapiejahren nicht maßgeblich erhöht (CONFAVREUX et al., 1996)

Bei generalisierter Myasthenia gravis wird durch Azathioprin eine signifikante klinische Besserung und Senkung der Letalität erreicht. Ein Therapieerfolg zeigt sich bei zirka 80 % der behandelten Patienten. Häufig führt jedoch ein zu frühes Absetzen von Azathioprin zur Reaktivierung der Myasthenie. Verglichen mit anderen Immunsuppressiva kommt es relativ selten zu relevanten Nebenwirkungen, wie einer Myelosuppression, jedoch sind regelmäßige Laborkontrollen auch in der Langzeittherapie erforderlich. Trotz dieser Vorteile sollte die Indikation zur Behandlung im Einzelfall genau abgewogen werden.

7.3.3. Andere Immunsuppressiva

7.3.3.1. Cyclosporin A

7.3.3.1.1. Wirkmechanismen und Pharmakokinetik

Cyclosporin A (Sandimmun®) ist ein zyklisches Polypeptid, das am häufigsten in der Transplantationsmedizin eingesetzt wird. Es ist ein potentes **immunregulatorisches Medikament**, das überwiegend, aber nicht ausschließlich auf der Ebene der T-Zellaktivierung durch Inhibition der Zytokinsynthese wirkt. Eine myelotoxische Wirkung fehlt.

Cyclosporin wird nach oraler Gabe bis zu 50 % aus dem Darm resorbiert, wobei maximale Konzentrationen im Blut 3-4 Stunden danach festzustellen sind. Wegen der starken Konzentrationsschwankungen in den ersten Stunden nach Aufnahme erfolgt die therapeutisch wichtige **Bestimmung des Cyclosporin-Spiegels** zirka 12 Stunden nach der letzten Einnahme, also kurz bevor die neue Gabe ansteht. Die übliche Tagesdosis liegt bei 2-5 mg/kg Körpergewicht. Der therapeutische Bereich ist abhängig von der Bestimmungsmethode. Viele Medikamente beeinflussen den Cyclosporin-Spiegel. Wichtige Wechselwirkungen entstehen durch Verdrängung aus der Plasmaeiweißbindung oder durch Beeinflussung des Arzneimittelmetabolismus (*Erhöhung* durch Ketoconazol, Makrolidantibiotika, Propafenon, Kalziumantagonisten, sowie hohe Methylprednisolon; *Erniedrigung* durch Barbiturate, Carbamazepin, Phenhydan, Metamizol, Rifampicin) (MELMS et al., 1998).

Die wichtigste Nebenwirkung ist die teilweise irreversible **Nephrotoxizität**. Bei vorbestehenden Niereninsuffizienz ist eine Cyclosporin-Therapie nicht möglich. Bei Anstieg des Kreatinins auf mehr als 50 % oder Werten größer als 1,5 mg % muß die Dosis reduziert werden oder die Behandlung abgebrochen werden. Hypertrichose, Gingivahyperplasie, Leberfunktionsstörungen, Tremor und die mögliche Entwicklung einer Enzephalopathie sind weitere Nebenwirkungen.

7.3.3.1.2. Therapiestudien

Zu Cyclosporin liegt eine kontrollierte prospektive und plazebo-kontrollierte Studie vor (TINDALL et al., 1993). Auch wurde in einer randomisierten Studie die Wirksamkeit von Cyclosporin mit derjenigen von Azathioprin verglichen (SCHALKE et al., 1988). Ferner wurde mehrmals retrospektiv über den Einsatz von Cyclosporin bei Myasthenia gravis berichtet (BONIFATI et al., 1997). Die Wirksamkeit von Cyclosporin und Azathioprin ist in etwa gleich, jedoch kommt es bei Cyclosporin bereits nach 2-4 Wochen zum klinischen Wirkungseintritt.

Cyclosporin ist ein Reservemedikament, dessen Anwendung aufgrund der ernsthaften Nebenwirkungen, der zahlreichen Arzneimittelwechselwirkungen und der hohen Behandlungskosten auch durch die erforderlichen Blutspiegelbestimmungen sehr eingeschränkt ist.

7.3.3.2. Cyclophosphamid

Cyclophosphamid (Cyclostin®, Endoxan®) gehört zur Gruppe der Alkylanzien und übt sowohl zytotoxische als auch immunsuppressive Effekte aus. Das Medikament wird sowohl oral als auch intravenös verabreicht, wobei die empfohlenen Dosisangaben teils sehr stark voneinander abweichen. Es wird bei sehr unterschiedlichen onkologischen Krankheitsbildern eingesetzt. Wegen der **ausgeprägten immunsuppressiven Eigenschaften** kommt Cyclophosphamid zur Vermeidung der Abstoßungsreaktion nach Organtransplantationen und bei schweren Autoimmunerkrankungen wie der Wegenerschen Granulomatose, Panarteriitis nodosa und bei anderen Vaskulitiden zum Einsatz.

Prospektiv setzten Perez et al. (PEREZ et al., 1981) bei insgesamt 42 Myasthenie-Patienten in unterschiedlichen Krankheitsstadien Cyclophosphamid ein und erreichten so häufig auch in der Langzeitbeobachtung eine komplette Remission. Trotzdem sollte Cyclophosphamid wegen der erheblichen Toxizität nur bei Patienten eingesetzt werden, bei denen mit anderen Medikamenten keine ausreichende Stabilisierung erreicht werden konnte.

Cyclophosphamid kann oral in einer Dosierung von 1-2 mg/kg Körpergewicht gegeben werden (MELMS et al., 1998). Nach 6 Monaten sollte ein Auslassversuch oder zumindest eine Dosisreduktion vorgenommen werden. Auch ist eine Pulsbehandlung mit 500-1000 mg/m^2 alle 4-12 Wochen möglich. Cyclophosphamid ist myelotoxisch. Bei der Pulsbehandlung ist wegen der Möglichkeit einer hämorrhagischen Zystitis neben einer ausreichenden Diurese eine Urothelprotektion mit Mesna (Uromitexan®) erforderlich. Cyclophosphamid darf nicht während einer Schwangerschaft eingenommen werden. Myokardschädigungen, Lungenfibrosen und Spättumore sind mögliche Spätfolgen.

7.3.3.3. Weitere Immunsuppressiva

Methotrexat gehört zu den früh entwickelten zytostatischen Substanzen, mit denen vorübergehende Remissionen bei Leukämie und der Behandlung von Chorionkarzinomen möglich waren. Das Medikament hemmt die Dihydrofolat-Reduktase und außerdem die Folsäure-abhängige Neusynthese von Purin und Thymidylat. Es gibt bereits langjährige Erfahrung mit dem Einsatz von Methotrexat bei anderen Autoimmunerkrankungen wie der Psoriasis, Dermatomyositis und rheumatoiden Arthritis. Nur in wenigen älteren Arbeiten wurde über den Einsatz Methotrexat bei Myasthenia gravis berichtet (MERTENS et al., 1969). Kontrollierte Therapiestudien sind uns nicht bekannt. Trotzdem wird gelegentlich Methtrexat als Ausweichpräparat bei Azathioprin-Unverträglichkeit eingesetzt. Die Behandlung wird im allgemeinen trotz der möglichen erheblichen Nebenwirkungen gut vertragen.

Über den erfolgreichen Einsatz des neuen Antimetaboliten **Mycophenolatmofetil** (CellCept®) bei einer 14jährigen Patientin mit einer vorab schweren, therapierefraktären Myasthenie wurde kürzlich berichtet (HAUSER et al., 1998). Zu den anderen neuen Immunsuppressiva wie z.B. **Tacroli-**

mus (Prograf®), **Leflunomid** und **Rapamycin** liegen keine klinischen Erfahrungen vor.

7.3.4. Immunglobuline

Hochdosiertes intravenöses 7 S-Immunglobulin (IVIG) wird seit Anfang der 80er Jahre zur Behandlung myasthener Exazerbationen eingesetzt (FATEH-MOGHADAM et al., 1984). Mittlerweile stehen eine Vielzahl von Präparaten zur Verfügung, die sich zwar in Hinblick auf die Herstellungsverfahren, den Virus-Inaktivierungsprozess und die verwendeten Lösungsmittel unterscheiden, jedoch kann davon ausgegangen werden, dass die klinische Wirksamkeit der verschiedenen IVIG-Präparationen einander entspricht (RATKO et al., 1995). Die pathogenetische Grundlage für die therapeutische Wirksamkeit bildet ein großer Pool immunologisch wirksamer Immunglobuline aus mehreren tausend Spender-Seren. Die intravenös in hoher Dosis zugeführten Immunglobuline besitzen grundsätzlich die Fähigkeit, modulatorisch in das bei Autoimmunerkrankungen gestörte immunologische Netzwerk einzugreifen (DWYER, 1992). Eine Reihe potenzieller Wirkmechanismen werden diskutiert (☞ Tab. 7.4), die das gestörte immunologische Netzwerk beeinflussen und so die klinische Wirksamkeit erklären. Wahrscheinlich sind mehrere Mechanismen wirksam, ohne dass jedoch bislang hierfür verlässliche Daten vorliegen.

Die bisherigen Erfahrungen mit IVIG sind vorwiegend bei Patienten mit myasthenen Exazerbationen oder myasthenen Krisensituationen gesammelt worden (Zusammenfassung bei SCHUCHART et al., 1995). Es ist deshalb folgerichtig, in der Bewertung des klinischen Effektes, möglicher Nebenwirkungen und Kosten, die Therapie mit den sonst überlicherweise in diesen Situationen angewandten therapeutischen Möglichkeiten zu vergleichen (THORTON und GRIGGS, 1994). So entsprechen die Kosten der IVIG-Therapie denen der Plasmapherese, jedoch erfordert die Immunglobulin-Gabe in geringerem Umfang spezialisiertes Personal und anspruchsvolle Technik. Daraus resultiert eine schnellere Verfügbarkeit und einfache Handhabung der IVIG-Therapie im Vergleich zur Plasmapherese. Auch ist die Komplikationsrate bei der IVIG-Therapie deutlich geringer. Daneben ist sie eine mögliche Therapiealternative bei Patienten, bei denen beispielsweise eine Kontrain-

Neutralisation von zirkulieren-den Auto-Antikörpern	Bindung und Neutralisation von Auto-Antikörpern durch anti-idiotypische Antikörper (JEFFERIS, 1993; DWYER, 1992; RONDA et al., 1994).
Verminderung der Produktion von Auto-Antikörpern durch eine Hemmung der B-Zell-Aktivierung	In hoher Dosierung zugeführte anti-idiotypische Immunglobuline inhibieren die Produktion von Antikörpern durch Bindung an Rezeptoren an der Oberfläche von B-Zellen (KONDO et al., 1991).
Blockade von Fc-Rezeptoren	Die Bindung des intakten Fc-Teils von 7 S-IgG an die Fc-Rezeptoren führt zur Blockade und Suppression immunkompetenter Zellen wie aktivierter Makrophagen, T-Zellen, polyklonaler B-Zellklone oder NK-Zellen (HEYMAN, 1990).
Beeinflussung der T-Zell-funktion	Immunglobulin-Präparate enthalten lösliche CD4, CD8 und MHC-Moleküle, die zu einer Suppression aktivierter T-Helferzellen führen können (BLASCZYK et al., 1993; KÖHLER et al., 1995). Aktivierung von T-Suppressor-Zellen und teilweiser Wiederherstellung der zellulären Immunabwehr (BALLOW et al., 1989; KÖHLER et al., 1995). Neutralisierung T-Zell aktivierender bakterieller oder viraler Superantigene (TAKEI et al., 1993).
Cytokin-Interaktionen	Modulation der Cytokin-Produktion (ANDERSSON et al., 1993) und direkte Cytokinbindung (SVENSON et al., 1993).
Komplementbindung	Direkte Bindung von IgG an Komplement und Reduktion der komplementabhängigen Krankheitsfolgen (KAMOLVARIN et al., 1989).

Tab. 7.4: Mögliche Wirkmechanismen intravenöser Immunglobuline.

dikation für eine Kortisontherapie besteht oder sich aufgrund anderer Umstände (kardiopulmonale Instabilität, hohes Lebensalter, Sepsis) eine Plasmapherese-Behandlung verbietet.

Die **Nebenwirkungen** von IVIG sind in Tabelle 7.5 zusammengefasst. Insgesamt werden schwerwiegende Nebenwirkungen nur selten beobachtet, jedoch ist besondere Vorsicht geboten bei Patienten mit kardialer oder renaler Insuffizienz, ischämischen Infarkten oder thrombembolischen Ereignissen in der Vorgeschichte sowie bei Patienten mit bekannten Allergien (RATKO et al., 1995). Ein selektiver IgA-Mangel oder anaphylaktische Schockreaktionen auf IVIG-Infusionen in der Vorgeschichte sind Kontraindikationen. Empfehlenswert ist deshalb auch eine IgA-Bestimmung vor der ersten Infusion. Bei Patienten mit bekannten schweren Allergien, insbesondere gegen Proteine, empfiehlt sich die vorherige intravenöse Applikation von 1-2 mg Hydrokortison pro Kilogramm Körpergewicht (NIH-CONSENSUS CONFERENCE, 1990). IVIG-Infusionen führen grundsätzlich zu einem erhöhten Plasmavolumen

sowie einer erhöhten Plasmaviskosität. In seltenen Fällen kann dies zur Dekompensation von Patienten mit Herzinsuffizienz (DUHEM et al., 1994), Niereninsuffizienz (SCHIFFERLI et al., 1991) oder zu thrombembolischen Komplikationen (SILBERT et al., 1992; DALAKAS, 1989; WOODRUFF et al., 1986; STEG und LEFKOWITZ, 1994) führen. VOLTZ et al. berichteten 1996 über die Gefahr von zerebralen Vasospasmen (VOLTZ et al., 1996). Eine häufigere (bis ca. 10 %), aber selten ernsthafte Komplikation ist die aseptische Meningitis (SEKUL et al., 1994). Insgesamt sind schwerwiegende Nebenwirkungen unter intravenösen Immunglobulinen äußerst selten.

Häufiger berichten die Patienten über leichtere Nebenwirkungen wie Kopf-, Muskel-, Rücken- und Brustschmerzen, leichte Tachykardie, leichtes Fieber, Übelkeit sowie Erbrechen (DUHEM et al., 1994). Da die meisten dieser Beschwerden abhängig sind von der Infusionsgeschwindigkeit, sollte strikt darauf geachtet werden, dass das empfohlene Infusionsvolumen von 120 bis 150 ml/Stunde nicht überschritten wird. Wichtig ist auch, dass die

Allergische Reaktionen	• Anaphylaktische Reaktionen, besonders bei IgA-Mangel (NIH-CONSENSUS CONFERENCE, 1990) • hämolytische Anämie (BROX et al., 1987) • Immunkomplex vermittelte Arthritis (LISAK, 1996) • Myokarditis (KOEHLER et al., 1996)
Renale Komplikationen	• Akutes Nierenversagen (SCHIFFERLI et al., 1991)
Kardiovaskuläre Komplikationen	• Herzinsuffizienz (DUHEM et al., 1994) • Bluthochdruck, Tachykardie, thrombembolische Komplikationen (WOODRUFF et al., 1996
Neurologische Komplikationen	• Aseptische Meningitis (CASTELS-VAN DAELE et al., 1990) • Schlaganfall (SILBERT et al., 1992) • Enzephalopathie (VOLTZ et al., 1996) • Migräne (CONSTANTINESCU et al., 1993)
Allgemeine Komplikationen	• Kopfschmerzen (NIH-CONSENSUS CONFERENCE, 1990) • Fieber/Schüttelfrost (DUHEM et al., 1994) • Leberwerterhöhungen (OOMES et al., 1996) • Muskelschmerzen, Rückenschmerzen, Brustschmerzen, Übelkeit, Erbrechen (RATKO et al., 1995)

Tab. 7.5: Nebenwirkungen der intravenösen Immunglobulintherapie.

Infusion bei Unverträglichkeit sofort unterbrochen und zunächst der weitere Verlauf beobachtet wird. Erst dann darf entschieden werden, ob die Infusion z.B. mit einer niedrigeren Flussrate fortgesetzt oder die Therapie abgebrochen wird.

Die übliche **Tagesdosis** liegt bei 0,4 g pro Kilogramm Körpergewicht an 5 konsekutiven Tagen. Diese von IMBACH et al. 1981 bei der idiopathischen thrombozytopenischen Pupura eingeführte Form der IVIG-Therapie (IMBACH et al., 1981) wurde nachfolgend auch im Rahmen klinischen Studien bei anderen immunologischen Krankheitsbilder angewandt. Vergleichende Studien zur Dosis-Wirkungsbeziehung liegen bislang nicht vor. Eine Zusammenfassung der Erfahrungen bei der Myasthenie mit den bislang publizierten Einzelfällen und den wenigen offenen Therapiestudien ergab eine günstigen Effekt für die IVIG-Therapie bei 109 von 143 (76 %) der Fälle (SCHU-CHARDT et al., 1995; ☞ Tab. 7.6). Durchschnittlich setzt die Besserung nach 5 - 8 Tagen ein und hält bei den meisten Patienten dauerhaft an (AR-SURA et al., 1986). Bei einigen Patienten mit schwierigen Verläufen kann durch die wiederholte Anwendung einer IVIG-Serie eine gute klinische

Stabilität erreicht werden (☞ Abb. 7.1; SCHEGLMANN, 1998).

Die Ergebnisse einer ersten prospektiven randomisierten Studie zum Vergleich von IVIG mit der Plasmapherese bei 97 Patienten mit myasthener Exazerbation zeigte keinen signifikanten Unterschied zwischen den beiden Therapieformen (GAJDOS et al., 1997). Ob bei der myasthenen Krise die Behandlung mit Immunglobulinen so wirksam wie die Plasmapherese oder Immunadsorption ist, wird noch nicht einheitlich beurteilt (SCHUCHARDT et al., 1993; FLEISCHER und SCHUMM, 1994). Es sollte bedacht werden, dass die IVIG-Therapie nicht allen Fällen zu verlässlichen Ergebnissen führt (STRICKER et al., 1993; eigene Erfahrungen), so dass wir derzeit die Plasmatherapie (d.h. die Plasmapherese bzw. die Immunadsorption) bei der myasthenen Krise bevorzugen. Eine aus unserer Sicht wichtige Indikation zur Immunglobulingabe besteht bei Patienten, die nach einer Plasmapherese-Therapie noch nicht ausreichend stabilisiert sind. Hier konnten wir in vielen Fällen eine gute Besserung und weitere Stabilisierung erzielen (☞ Abb. 7.2).

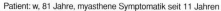

Patient: w, 81 Jahre, myasthene Symptomatik seit 11 Jahren

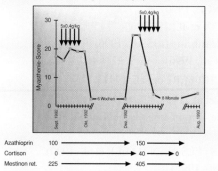

Azathioprin   100 ————————▶ 150 ————▶
Cortison   0 ————————▶ 40 ——▶ 0
Mestinon ret. 225 ————————▶ 405 ————▶

Patient: m, 77 Jahre, myasthene Symptomatik seit 6 Monaten

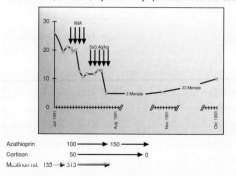

Azathioprin   100 ——▶ 150 ————▶
Cortison   50 ——————————————▶ 0
Mestinon ret. 155 ▶ 313 ═══════▶

Abb. 7.1: **Fallbeispiel 1**: Gute Besserung einer deutlichen myasthenen Symptomatik unter hochdosierter intravenöser Immunglobulingabe, jedoch Rezidiv nach 6 Wochen. Erneut erfolgreiche Immunglobulinbehandlung und Stabilisierung des klinischen Effekts unter vorübergehender Kortisontherapie und Anpassung der Acetylcholinesterase-Inhibitordosis.

Abb. 7.2. **Fallbeispiel 2**: Schwere myasthene Symptomatik, die sich nur unzureichend nach einer Immunadsorptions-Serie besserte. Die anschließend durchgeführte Immunglobulinbehandlung erbrachte eine deutliche zusätzliche und anhaltende Besserung der klinischen Symptomatik.

Autoren	Gebesserte Patienten/Therapierte Patienten
FATEH-MOGHADAM et al., 1984	4/4
DEVATHASAN et al., 1984	1/1
IPPOLITI et al., 1984	6/7
BALZEREIT et al., 1986	12/13
BONAVENTURA-IBARS et al., 1987	1/1
GAJDOS et al., 1987	10/21
ARSURA et al., 1988	25/31
MARUYAMA et al., 1989	1/1 (okuläre Myasthenie)
SAKANO et al., 1989	1/1 (okuläre Myasthenie)
COSI et al., 1991	26/37
EVOLI et al., 1993	10/12
SCHUCHARDT 1993	12/14
FERRERO et al., 1993	13/15
FLEISCHER, SCHUMM, 1994	7/11
Kontrollierte Studien	

GAYDOS et al., 1997	• 87 Patienten
	• IVIG vs. Plasmapherese:
	  - keine signifikanten Wirkunterschiede
	  - IVIG besser verträglich

SCHUCHARDT, KÖHLER et al., in Vorbereitung	• 41 Patienten (33 generalisiert, 8 okulär)
	• IVIG vs. Methylprednisolon:
	  - keine signifikanten Wirkunterschiede 14 Tage nach Therapiebeginn
	  - schnellerer Wirkeintritt unter IVIG

Tab. 7.6: Therapiestudien zur Immunglobulin-Therapie bei Myasthenie gravis.

	# Patienten gebessert	# Patienten unverändert	# Patienten verschlechtert	p-Wert*
Tag 3				0,07
IVIG (n = 15)	6 (40 %)	7 (47 %)	2 (13 %)	
Methylprednisolon (n = 18)	4 (22 %)	7 (39 %)	7 (39 %)	
Tag 5				0,16
IVIG (n = 15)	7 (47 %)	5 (33 %)	3 (20 %)	
Methylprednisolon (n = 18)	4 (22 %)	7 (39 %)	7 (39 %)	
Tag 7				0,24
IVIG (n = 15)	10 (67 %)	3 (20 %)	2 (13 %)	
Methylprednisolon (n = 18)	9 (50 %)	2 (11 %)	7 (39 %)	
Tag 10				0,48
IVIG (n = 15)	12 (80 %)	1 (7 %)	2 (13 %)	
Methylprednisolon (n = 18)	10 (56 %)	2 (11 %)	6 (33 %)	
Tag 14				0,91
IVIG (n = 15)	12 (80 %)	1 (7 %)	2 (13 %)	
Methylprednisolon (n = 18)	13 (72 %)	2 (11 %)	3 (17 %)	
* = bestimmt im zweiseitigen Wilcoxon-Rangsummentest				

Tab. 7.7: Therapie-Ergebnisse einer doppelblinden, randomisierten klinischen Studie – Hochdosiertes intravenöses Immunglobulin versus Methylprednisolon (SCHUCHARDT, KÖHLER und GERMAN MYASTHENIA STUDY GROUP, Publikation in Vorbereitung). Ausmaß der klinischen Besserung im Verlauf der ersten zwei Therapiewochen (modifizierter Myasthenie-Score nach BESINGER et al.,1983).

In einer prospektiv angelegten, randomisierten Doppelblindstudie zum Vergleich von IVIG versus Methylprednisolon bei 33 Patienten mit nicht lebensbedrohlichen myasthenen Entgleisungen, konnten wir zeigen, dass die IVIG-Therapie einer Standardbehandlung mit Methylprednisolon mindestens ebenbürtig ist (SCHUCHARDT, 1998; Studienpublikation in Vorbereitung). Darüber hinaus ergab sich ein deutlicher Trend zugunsten IVIG mit einer rascheren Besserung der myasthenen Symptomatik im Verlauf der ersten zwei Behandlungswochen (☞ Tab. 7.7). Dieser Aspekt ist sicherlich wichtig für Patienten an der Grenze zur Ateminsuffizienz, bei denen ansonsten bei einer Kortisontherapie initial das Risiko einer weiteren Verschlechterung mit eventueller Notwendigkeit zur Beatmung besteht. Ein interessantes Studienergebnis stellt auch die signifikant niedrigere sekundäre Exazerbationsrate im Langzeitverlauf bis 180 Tage nach Studienbeginn in der IVIG Gruppe als Hinweis auf einen möglichen anhaltenden protektiven Effekt dar.

7.4. Myasthene Krise

Die myasthene Krise ist eine lebensbedrohliche Komplikation der Myasthenia gravis (COHEN & YOUNGER, 1981; GENKINS et al., 1987; FONSECA & HARVARD, 1990; DRACHMAN, 1994).

Bei 5 % (GRACEY et al., 1983; PHILIPPS, 1994) bis 27 % (BERROUSCHOT et al., 1997) der Patienten mit Myasthenie kommt es im Verlauf ihrer Erkrankung zu einer oder mehreren krisenhaften Verschlechterungen.

Bei älteren Patienten kann die Rate auch deutlich höher liegen (SELLMAN & MAYER, 1985). Die jährliche Inzidenz myasthener Krisen in größeren Behandlungszentren liegt zwischen 2,5 und 5 % (GENKINS et al., 1987; BERROUSCHOT et al., 1997) Die Mortalitätsrate konnte durch die Verbesserung intensivmedizinischer Methoden in den letzten Jahrzehnten drastisch gesenkt werden (GENKINS et al., 1993; SANDERS und SCOPPETTA, 1994), sie liegt jedoch weiterhin bei 5-

13 % (SCHUMM, 1998). Die häufigsten Todesursachen sind

- kardiale Komplikationen wie Herzrhythmusstörungen bzw. Asystolie
- Infektionen (Sepsis, Pneumonie) und
- Blutungskomplikationen, z.B. im Rahmen einer disseminierten intravasalen Gerinnungsstörung (THOMAS et al., 1997; O'RIORDAN et al., 1998)

> Auslöser für Krisen sind fast immer Infektionen (THOMAS et al., 1997) oder Therapiefehler (SCHUMM, 1998).

In den ersten fünf Krankheitsjahren und bei instabilen Verläufen treten myasthene Krisen häufiger auf als in späteren Krankheitsstadien. Bei einem Teil der Patienten kommt es **perakut** innerhalb von Stunden z.B. nach Aspiration oder nach Dekompensation einer kardialen Erkrankung zu einer plötzlichen Atemnot, massiven Schluckstörungen, Dysarthrie und schwerer Extremitätenschwäche. Häufiger ist jedoch ein **subakutes** Auftreten im Verlauf weniger Tage. Vorboten der drohenden Krisensituation sind

- zunehmend schwächer werdende Atmung unter Zuhilfenahme der Atemhilfsmuskulatur
- Tachypnoe
- erschwertes Abhusten
- erhöhter Speichelfluss
- abgeschwächter Hustenstoß
- rasch zunehmende Schluck- und Sprechstörungen
- verstärkte vegetative Symptomatik und
- zunehmende Bewusstseinsstörung

Derartige klinische Anzeichen einer drohenden Verschlechterung müssen sehr ernst genommen werden.

> Sie stellen, ebenso wie die Krise selbst, eine akute lebensbedrohliche Gefährdung des Patienten dar und erfordern zwingend eine intensiv-medizinische Behandlung.

Die Definition einer myasthenen Krise über die Beatmungspflichtigkeit ist unserer Meinung nach zu eng gefasst. Auch Patienten, die noch nicht beatmungspflichtig sind, sind gegebenenfalls sehr gefährdet und benötigen eine lückenlose intensivmedizinische Überwachung (☞ Tab. 7.8).

> **Myasthenia gravis - Kriterien für eine intensiv-medizinische Überwachungspflichtigkeit**
>
> - Atemnot im Liegen oder nach geringen Belastungen, Dyspnoe, Tachypnoe
> - verminderter Hustenstoß mit Aspirationsgefahr
> - Eintritt einer ausgeprägten Schwäche der Extremitäten-Muskulatur mit Gehunfähigkeit
> - schwere Schluckstörungen, Dysarthrie
> - Hinweise für cholinerge Krise (Kapitel 7.2., Faszikulationen, Miose, Wadenkrämpfe, Hypersalivation, Durchfall u.a.).
> - neu aufgetretene Begleiterkrankungen in Verbindung mit myasthener Verschlechterung, insbesondere schwere Infektionen oder kardiale Erkrankungen

Tab. 7.8: Kriterien für eine intensivmedizinische Überwachungspflichtigkeit bei Myasthenia gravis.

Die Abgrenzung einer **cholinergen** von der myasthenen **Krise** ist klinisch bedeutsam, da sich in der Folge unterschiedliche therapeutische Konsequenzen ergeben. Es muss deshalb intensiv nach Übererregbarkeitszeichen der quergestreiften Muskulatur (nikotinerge Symptome) oder der glatten Muskulatur (muskarinerge Symptome) gesucht werden (Kapitel 7.2.3.).

Bei einem Teil der Patienten mit lang andauernder hochdosierter Gabe von Cholinesterasehemmern können myasthene Verschlechterungen gleichzeitig mit den Symptomen einer Acetycholinesterasehemmstoff-Überdosierung auftreten (**insensitive Krise**). Es wird vermutet, dass degenerative Veränderungen am postsynaptischen Endplattenapparat mit weiterem Verlust von Acetylcholinrezeptoren und damit vermindertem Ansprechen auf Cholinesterasehemmer hierfür verantwortlich sind (LINDSTROM et al., 1988).

Besteht Unklarheit über die Art der Krise, ist die Durchführung eines **Edrophoniumchlorid-Tests** (Kapitel 5.3.) unter Intubationsbereitschaft sinnvoll. Bei fehlender Besserung bzw. Verschlechterung der Paresen unter Edrophoniumchlorid, verbunden mit dem Auftreten deutlicher Faszikulationen (besonders in der mimischen Muskulatur), kann eine cholinerge oder insensitive Krise angenommen werden. Der Test sollte dann abgebrochen werden und Atropin als Antidot (1 – 3 mg i.v.) injiziert werden. Ein fehlendes oder nur geringes Dekrement der Reizantwortamplitude nach repetitiver supramaximaler Nervenstimulation (3 Hz) spricht ebenfalls eher für das Vorliegen einer cholinergen Krise (Kapitel 5.4.).

7.4.1. Allgemeines intensiv- medizinisches Management

Alle Patienten werden kontinuierlich überwacht einschließlich kontinuierlichem Monitoring der Herz-Kreislauf-Parameter, Atemparameter und Blutgase (MAYER et al., 1997; BERROUSCHOT et al., 1997; THOMAS et al., 1997). Es empfiehlt sich, die psychische Situation des Patienten nicht außer Acht zu lassen, auch wenn die Kommunikation auf Grund der Dysarthrie zeitweise nur erschwert möglich ist. Alle Patienten sind in der Regel bewusstseinsklar und schweren seelischen Belastungen ausgesetzt, die den Erfolg der Therapie erschweren könnten. Häufig ist eine milde Sedierung, z.B. mit Promethazin angebracht. Benzodiazepine sollten wegen der atmungsdepressorischen Wirkung nicht gegeben werden. Die Lagerung erfolgt mit erhobenem Oberkörper. Eine flache Lagerung verbietet sich. Eine Verschleimung muss durch regelmäßiges Absaugen, reichlich Flüssigkeitszufuhr (3-4 Liter/die) und Anwendung von Sekretolytika vermieden werden. Fieber muss frühzeitig und konsequent gesenkt werden, z.B. mit Metamizol und Wadenwickeln sowie durch eine frühzeitige antibiotische Therapie. Bevorzugt werden hierbei Cephalosporine eingesetzt (beachte Liste Myasthenie verstärkender Medikamente, Kapitel 8.3.). Meist ist auch eine Sauerstoffgabe (1- 2 Liter pro Minute per Nasensonde) hilfreich.

Die Indikation zur Intubation sollte frühzeitig, spätestens wenn zwei der folgenden Kriterien erfüllt sind, gestellt werden:

- subjektive Atemnot im Sitzen
- Tachypnoe über 35/min. mit hastigen, wenig effektiven Atemexkursionen
- Einsatz der Atemhilfsmuskulatur, thorakoabdominale Asynchronie
- Schluckunfähigkeit, schwere Dysarthrie
- $pCO_2 > 50$ mmHg
- $pO_2 < 60$ mmHg
- Vitalkapazität < 800 ml bei Frauen und < 1000 ml bei Männern
- zunehmende Bewusstseinsstörung

7.4.2. Spezielle Therapie der myasthenen Krise

Die weiteren Therapieentscheidungen richten sich danach, ob der Patient beatmungspflichtig ist oder nicht. Das primäre Ziel der Therapie ist eine ausreichende Spontanatmung zu erhalten bzw. wieder herzustellen.

■ **Therapie der myasthenen Krise bei Patienten, die noch nicht intubations- und beatmungspflichtig sind:**

- *Parenterale Therapie mit Pyridostigmin* (SALTIS et al., 1993; NICHOLSON et al., 1994): 1-3 mg Pyridostigmin (Mestinon®) i.v., anschließend intravenöse Dauerinfusionsbehandlung mit 12-24 mg Pyridostigmin in 500 ml Laevulose i.v. (Pyridostigmin-Grenzdosis 40 mg/24 Std.) oder als Perfusor

- *Progstigmin-Perfusor* 4-8 (-12) mg/24 Std., zuvor Bolus von 0,5-1 mg Prostigmin

- *Atropinsulfat* 3–5 x 0,5–1 mg/die s.c. oder *Ipratropriumbromid* (Itrop®) 2–3 mg/die bei starken muskarinergen Nebenwirkungen

- *Sekretolytika*, z.B. Ambroxol (Mucosolvan®) und viel Flüssigkeit (mindestens 3 Liter), **Cave:** kardiale Belastbarkeit

- *Kaliumsubstitution* auf hochnormale Werte. Meist sind 20–40 mmol/die erforderlich

- *Thromboseprophylaxe*

- *Konsequente Antibiotika-Therapie*

- *Kortikoide*, z.B. Methylprednisolon 40 mg/die für 5 Tage, danach alle 3 Tage Steigerung um 20 mg bis zur klinischen Besserung oder zu einer Gesamtdosis von 1,5 mg/kg Körpergewicht

  Cave: wenige Tage nach Beginn der Therapie kann es zu einer Verschlechterung der myasthenen Symptomatik mit der Notwendigkeit zur Intubation und Beatmung kommen (☞ Kapitel 7.3.1.)

- *Immunglobuline:* 0,4 g/kg Körpergewicht i.v. an 5 aufeinander folgenden Tagen (☞ Kapitel 7.3.4.; GAJDOS et al., 1997)

- *Plasmatherapie* (Plasmapherese (☞ Kapitel 7.4.3.; PERLO et al., 1981), Immunadsorption (☞ Kapitel 7.4.3.; GROB et al., 1995; KÖHLER et al., 1998)

■ Therapie der myasthenen Krise bei intubierten und beatmeten Patienten:

- Parenterale Therapie mit Pyridostigmin (s.o.). Bei einigen Patienten ist ein Pausieren der Acetycholinesterasehemmstoffe für ca. 3 Tage empfehlenswert (SZABOR, 1970). Anschließend erfolgt der intravenöse Dosisaufbau von Pyridostigmin wie bei nicht beatmeten Patienten

- *Druckkontrollierte Beatmung* (für 2–3 Tage) unter leichter Sedierung z.B. mit Midazolam-Perfusor, initial 5 mg/Std.

- *Analgesie* falls notwendig z.B. mit Fentanyl-Perfusor, initial 0,06 mg/Std.

- *Immunsuppressive Therapie* mit *Kortikoiden*, z.B. 1,5 mg/kg Körpergewicht Methylprednisolon über 14 Tage oder bis zur klinischen Besserung, dann langsames Ausschleichen, z.B. 5–10 mg pro Woche

Alternativ:

- *Prednison* 500 mg/die in 500 ml isotoner Kochsalzlösung über 5 Tage (SCHUMM, 1998)

oder:

- *Kortikosteroid-Pulstherapie* 2 g/die, dreimal im Abstand von je 5 Tagen (ARSURA et al., 1995).

  Bemerkung: Vergleichende Studien fehlen. Bei der Kortisonhochdosistherapie kommt es jedoch bei vielen Patienten zu einer initialen Verschlechterung, weshalb wir die zuerst genannte Alternative bevorzugen.

- *Plasmatherapie:* In der Regel sind 3–4 Plasmapheresen bzw. Immunadsorptionen mit Austausch bzw. Adsorption von jeweils 1,5–2 Liter Plasma ausreichend (BUCKA et al., 1993). Zwischen den jeweiligen Behandlungen wird mindestens ein Tag pausiert

■ Therapie der cholinergen Krise:

- *Acetylcholinesterasehemmer absetzen. Medikamentenpause* für 3 – 4 Tage

- *Atropin* 8 mg i.v. alle 4 Stunden. Dosisreduktion nach klinischen Gesichtspunkten

- *Keine Plasmatherapie*

- Bei starker Verschleimung: intensive *Bronchialtoilette*, *Flüssigkeit* i.v., *Sekretolytika*, ggf. *Broncholytika*

- Vorsichtiger Wiederaufbau der Acetylcholinesterasehemmer-Therapie, z.B. Beginn mit 0,5 mg *Pyridostigmin* parenteral alle 4 – 6 Stunden oder 4 mal 20 mg *Pyridostigmin* oral

■ Therapie der insensitiven Krise:

- *Acetylcholinesterasehemmer* absetzen. *Medikamentenpause* für 3 – 4 Tage

- *Kortison-Therapie* wie bei der myasthenen Krise (s.o.)

- Vorsichtiger *Wiederaufbau* der Acetylcholinesterasehemmer-Therapie wie bei der cholinergen Krise (s.o.)

- *Plasmatherapie* (Plasmapherese, Immunadsorption) wie bei der myasthenen Krise.

- *Immunglobuline* wie bei der myasthenen Krise.

Es ist wichtig, ein abgestimmtes Therapiekonzept einzuhalten. Beispielsweise kann es sinnvoll sein, sofort nach der Intubation mit einer Kortisontherapie zu beginnen, dann zunächst 3-6 Tage abzuwarten, ehe die Plasmatherapie in Kombination mit den Acetylcholinesterasehemmstoffen begonnen wird. Nach Beendigung der Plasmatherapie kann eine intravenöse Immunglobulintherapie zur weiteren Stabilisierung des Therapieeffekte sinnvoll sein (☞ Kap. 7.3.4). Bei Patienten mit Infektionen und myasthener Krise wird in der Regel auf die Plasmapherese oder eine Therapie mit Kortikoiden verzichtet, um die körpereigene Abwehr nicht zusätzlich zu belasten. Welche der zur Verfügung stehenden therapeutischen Optionen - Pyridostigmin i.v. mit oder ohne Kortikoide, Plasmapherese, Immunadsorption oder Immunglobuline - zum Einsatz kommt, ist im Einzelfall immer wieder neu zu entscheiden.

7.4.3. Plasmapherese/Immunadsorption

Zur Behandlung krisenhafter Verschlechterungen bei generalisierter Myasthenia gravis führten PINCHING et al. (1976) erstmals Plasmaaustauschverfahren ein.

Ziel dieser Therapie ist eine möglichst rasche und vollständige Elimination der zirkulierenden Acetylcholin-Rezeptor-Antikörper aus dem Blut des Patienten.

Die Elimination der Antikörper erklärt den raschen Wirkungseintritt dieser Therapie, nicht jedoch die andauernde Wirksamkeit trotz der nach wenigen Tagen wieder ansteigenden Antikörper-Titer (**Rebound-Effekt**; ☞ Abb. 7.3; NEWSOM-DAVIS et al., 1979). Der Wiederanstieg der Antikörper im Blut ist möglicherweise auf eine Umverteilung aus dem Bereich der muskulären Endplatte in den Intravasalraum zurückzuführen (CHARLTON et al., 1985; GRISWALD et al., 1984; MALSCHEWSKY et al., 1984; WANIEWSKI et al., 1991). Durch dieses **Umverteilungsmodell** liesse sich einerseits die sehr rasch einsetzende Wirkung erklären, andererseits aber auch die anhaltende klinische Besserung trotz Wiederanstieg der Acetylcholin-Rezeptor-Antikörper.

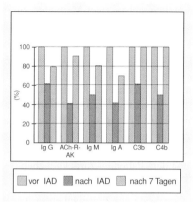

Abb. 7.3: Immunglobulin- und Komplementverlauf unter Immunadsorption mit 2 Liter Plasmavolumen und Verlauf nach 7 Tagen. Prozentuale Angaben in Relation zum Ausgangswert. **IAD** = Immunadsorption.

Sequenzielle immunologische Messungen unter Therapie weisen zusätzlich auf eine zellulärstimulierende Wirkung im Immunsystem (Anstieg von aktivierten T-Helferzellen und T-Suppressorzellen) hin, die eine längerfristige klinische Wirksamkeit der Plasmatherapie unterstützen könnte (BUCKA et al., 1993; ☞ Abb. 7.4). Letztlich ist der Wirkmechanismus der Plasmatherapie ungeklärt.

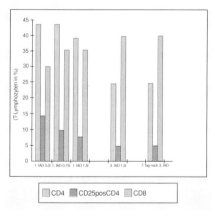

Abb. 7.4: Durchflusszytometrische Messung von T-Lymphozytensubpopulationen im peripheren Blut unter Immunadsorption. Messwerte vor der Behandlung, während der Behandlung nach 0,75 und 1,5 Liter Plasmaaustauschvolumen, nach der 3. Behandlung und sieben Tage nach der 3. Austauschbehandlung. Es zeigt sich ein markanter Abfall der CD4+T-Helferzellen, wobei der Anteil der aktivierten CD25+CD4+T-Helferzellen deutlich zunimmt, sowie ein langsamer aber anhaltender Anstieg der CD8+T-Suppressorzellen.

Grundsätzlich stehen zwei Methoden zur Verfügung:

➤ Bei der **Plasmapherese** erfolgt die Trennung des Plasmas von den zellulären Blutbestandteilen durch Membranfiltration oder Zentrifugation. Das gewonnene, antikörperhaltige Plasma wird verworfen und durch Humanalbumin, Serum-Protein-Lösungen oder Spenderplasma ersetzt. Die zellulären Blutbestandteile werden anschliessend zusammen mit der Substitutionslösung dem Patienten zurückgegeben (☞ Abb. 7.5)

➤ Im Gegensatz zur Plasmapherese werden bei der **Immunadsorption** aus dem zuvor separierten Plasma semiselektiv immunologisch wirksame Proteine an einer Membran adsorbiert, u. a. die der IgG-Fraktion zugehörigen Antikörper gegen den Acetylcholin-Rezeptor (☞ Abb. 7.6). Der Vorteil besteht darin, dass der Patient sein eigenes gereinigtes und in vielen Anteilen nur unwesentlich verändertes Plasma zurückerhält. Eine Fremdeiweißgabe ist nicht erforderlich

Plasmapherese

Die **Plasmapherese** wird bei der Mehrzahl der Patienten mit drohender oder manifester myasthener Krise, fehlender Wirksamkeit einer Immunsuppression oder als operationsvorbereitende Maßnahme bei schweren generalisierten Myasthenien mit Erfolg angewandt (DAU et al., 1977; FINN et al., 1977; NEWSOM-DAVIS et al., 1979; CAMPBELL et al., 1980; OLARTE et al., 1981; PERLO et al., 1981; KORNFELD et al., 1981; KEESEY et al., 1981; DURELLI et al., 1983; BERGAMINI et al., 1983; REUTHER et al., 1983; SHUMAK et al., 1984; SEYBOLD, 1987; OSTERMANN, 1990; STRICKER et al., 1993; TOYKA, 1994; BERROUSCHOT et al., 1997; MAHALATI et al., 1999;).

Durchgängig werden signifikante Besserungsraten von 60-90 %, teilweise sogar vollständige Remissionen erreicht. Die Dauer der Intensivbehandlungspflichtigkeit und auch der Beatmungszeiten wird deutlich verkürzt. Die klinische Besserung hält in der Regel trotz eines raschen Wiederanstiegs der Antikörperkonzentrationen im Serum mehrere Wochen an, wenngleich ein darüber hinaus gehender positiver Langzeiteffekt der Plasma-

pherese nicht nachgewiesen werden konnte (NEWSOM-DAVIS et al., 1979). Grundsätzlich sollte daher die Plasmapherese mit anderen immunsuppressiven Maßnahmen zur Stabilisierung des klinischen Verlaufs kombiniert werden.

Häufig kommt es bereits nach der 2. Austausch-Behandlung zu einer klinischen Besserung. In der Regel werden 3-5 Austausch-Behandlungen in 6-10 Tagen durchgeführt. Zwischen den einzelnen Behandlungen sollten mindestens 1-2 Tage liegen, damit die Acetylcholin-Rezeptor-Antikörper von der Muskelendplatte in den Intravasalraum (osmotische Äquilibrierung) diffundieren. Üblicherweise werden pro Behandlung 2-4 Liter Plasma gegen eine 5 %ige Albumin-Lösung ausgetauscht. Unserer Ansicht nach sind auch geringere Austauschmengen (1,5 - 2 l) klinisch ebenso effektiv wie der nebenwirkungsreichere Austausch größerer Plasmamengen (BUCKA et al., 1993).

Bei der Plasmapherese liegt die Rate an Nebenwirkungen und Komplikationen bei 18-40 % (ANTOZZI et al., 1991; SUTTON et al., 1989). Durch die optimierte neurologische Intensivmedizin und eine verbesserte Gerätetechnik konnte zwar in den letzten Jahren das Auftreten schwerer Komplikationen deutlich gesenkt werden, jedoch sind leichtere Nebenwirkungen wie Parästhesien, Muskelkrämpfe, Fieber, Infektionen, Urtikaria, Übelkeit, Erbrechen und Blutdruckabfälle weiterhin häufig. Mit dem Auftreten schwerer Nebenwirkungen wie Embolien, Blutungen, schweren allergischen Reaktionen, ausgeprägten Blutdruckabfällen und Extra- oder Asystolie muss bei ca. 1 % der behandelten Patienten gerechnet werden. Die Todesrate beträgt immerhin 0,03 % (HUESTIS, 1983; BAUMGARTNER et al., 1991). Die Plasmatherapie sollte deshalb nur in spezialisierten Zentren durchgeführt werden. Nicht gänzlich auszuschliessen ist die Übertragung von Infektionskrankheiten durch die erforderliche Plasmaersatzlösung.

Die Synopsis der Literaturmitteilungen und die eigenen Erfahrungen mit dieser Therapieform zeigen, dass mindestens 40 % der auftretenden Nebenwirkungen auf die Substitution mit Plasmaersatzlösungen zurückzuführen sind (☞ Tab. 7.9.).

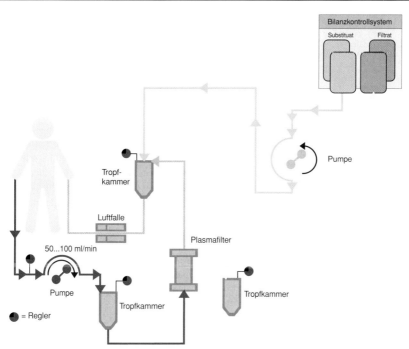

Abb. 7.5: Prinzip des Plasmaaustausches. Das im Plasmafilter separierte Plasma wird bilanziert und ersetzt durch eine Substitutionslösung, die gemeinsam mit den zellulären Bestandteilen zurückgegeben wird.

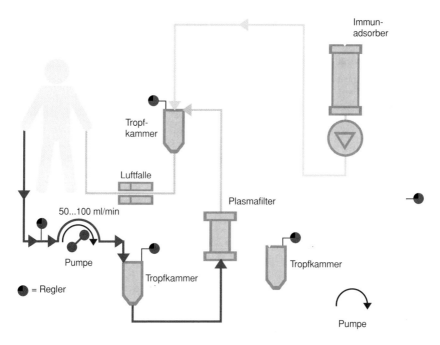

Abb. 7.6: Prinzip der Immunadsorption. Das im Plasmafilter separierte Plasma wird über einen Immunadsorber geleitet und, von pathogenen Antikörpern befreit, gemeinsam mit den zellulären Bestandteilen dem Patienten zurückgegeben.

Nebenwirkungen der Plasmapherese (in %)	
Rheologische Probleme	40
- Blutdruckabfall	
- Schwindel	
Substitutionsprobleme	40
- allergische Reaktionen	
- Infektionen	
- Eiweiß- und Elektrolytverschiebungen	
- Muskelkrämpfe	
- Parästhesien	
Katheterprobleme	15
- punktionstechnisch	
- Blutungen	
- Thrombosen	
- lokale und generalisierte Infektionen	
andere Risiken	5
- ischämische Ereignisse	
- Hämolyse	
- erhöhte Infektanfälligkeit	
- Extrasystolie	

Tab. 7.9: Nebenwirkungen der Plasmapherese.

Die Suche nach schonenderen Verfahrensalternativen führte daher Ende der 80er Jahre zur Entwicklung der Immunadsorption (HEININGER et al., 1987; SATO et al., 1988; BERNING et al., 1988, PASSALAQUA et al., 1988, HOSOKAWA et al., 1990; SPLENDIANI et al., 1991).

Immunadsorption

Die **Immunadsorption** wird mittlerweile bereits von einer Reihe spezialisierter Zentren alternativ zur Plasmapherese eingesetzt (GROB et al., 1995; SHIBUYA et al., 1994; NAKAYAMA et al., 1995; KÖHLER et al., 1995; KÖHLER, 1998). Bei dieser Methode wird das zuvor filtrierte Plasma über eine Tryptophan-Polyvinylalkoholgel beschichtete Oberfläche geleitet. Auf diese Weise werden selektiv hydrophobe Eiweiße wie Immunglobuline, Komplement und Gerinnungsfaktoren aus dem Plasma adsorbiert. Durchschnittlich werden pro Behandlung 30 - 50 % der Acetylcholin-Rezeptor-Antikörper entfernt. Immunglobuline und andere Plasmabestandteile werden vergleichsweise schwächer adsorbiert. Die Methode

ist daher nicht selektiv in Hinblick auf die Adsorption spezifischer Antikörper. Der Wunsch, nur pathogene Substanzen aus dem Blut zu entfernen, führte zur Entwicklung neuer Adsorbertechnologien. Adsorbersäulen mit Fc-gekoppelten polyklonalen Schafantikörpern gegen humanes Immunglobulin stellen derzeit den selektivsten Ansatz zur Entfernung pathogener Plasmakomponenten dar (RICHTER et al., 1995; SCHNEIDER, 1995). Die Säulen sind regenerierbar und somit für Patienten mit schweren, protrahierten Krisen oder Patienten, bei denen eine chronische Plasmatherapie über längere Zeiträume erforderlich ist, wiederholt verwendbar.

 Klinische Ergebnisse

Insgesamt wurde seit 1985 über den Einsatz der Immunadsorption bei zirka 100 Patienten berichtet. Eine deutliche Besserung wurde bei 70-80 % erreicht. Die Besserungsrate entspricht somit derjenigen, die mit der Plasmapherese erzielt wird.

Wir sahen bei allen 27 von uns mit insgesamt 302 Immunadsorptionen behandelten Patienten eine klinische Besserung nach durchschnittlich 3 Behandlungen in 7 Tagen (KÖHLER et al., 1998). Häufig kam es bereits nach der ersten oder zweiten Immunadsorption zu einem deutlichen Rückgang von bulbärer Störung und Luftnot. Die Schwäche der Gliedergürtel- und Extremitätenmuskulatur besserte sich dagegen oft deutlich später. Behandelt wurden Patienten aller Altersgruppen zwischen 18 und 79 Jahren (durchschnittliches Alter: 48,5 Jahre). 10 Patienten waren im Verlauf der letzten 18 Monate neu diagnostiziert worden. 17 Patienten hatten einen Krankheitsverlauf von 1,5 bis 33 Jahren.

Eine Woche nach Therapieende war bei 24 von 27 Patienten nur noch eine leichte generalisierte Symptomatik (Oosterhuis Klasse 1 oder 2) nachweisbar. Drei Patienten besserten sich nur unbefriedigend (Oosterhuis Klasse 2 bis 3). 20 von 27 Patienten blieben unter der parallel begonnenen Kortison-Therapie (durchschnittlich initial 60 mg/die, anschließend stufenweise Reduktion) und Immunsuppression mit Azathioprin (100 bis 150 mg/die) anhaltend gebessert. Bei 7 Patienten kam es im weiteren Krankheitsverlauf erneut zu krisenhaften Verschlechterungen, wobei fünfmal Complianceprobleme bestanden. Interessanterweise konnten wir zwei Patienten mit regelmäßigen Immunad-sorptionen jetzt schon über Jahre hinweg erfolg-reich stabilisieren. Vorab war es bei ihnen in im-mer kürzer werdenden Abständen zu myasthenen Krisen gekommen - trotz hochdosierter Immun-suppression, optimaler Pyridostigmin-Anpassung und adjuvanter Therapieversuche mit hochdosier-ter Immunglobulingabe.

Nebenwirkungen der Immunadsorption

Die von uns und anderen (GROB et al., 1995) be-obachteten Nebenwirkungen und Komplikationen waren meist geringgradig und leicht beherrschbar (Parästhesien, Myalgien, Cephalgie, leichte Hä-molyse im Katheterschlauchsystem; ☞ Tab. 7.10)

Nebenwirkungen und Komplikationen der Immunadsorption (in %)	
Parästhesien	4
Hypotonie	5
Bradykarde Herzrhythmusstörungen	4
Vorübergehende myasthene Ver-schlechterung	4
Myalgie	3
Hämolysen (extrakorporal)	2
Angstzustände	2
Rezidivierende Infekte (im Verlauf)	1
Rezidivierende Pneumonie (im Verlauf)	1
Katheter-Infektion	1
Punktionskomplikationen	1
Shuntverschluss	1
Kopfschmerz	1
Rückenschmerz	1
Kurzatmigkeit (passager)	1
Gesamt	32
Komplikationsrate: 32/302 (10,6 %)	

Tab. 7.10: Nebenwirkungen und Komplikationen der Immunadsorption bei 302 Behandlungen (KÖHLER et al., 1998).

Bei einem Patienten traten wiederholt anamne-stisch bereits bekannte Angstzustände mit Hyper-ventilaiton auf. Viermal beobachteten wir eine kurzzeitige Verschlechterung der Extremitäten-kraft (besonders der unteren Extremitäten), aller-dings war in allen Fällen ca. 1 Woche zuvor die

Kortison-Medikation angesetzt bzw. höher dosiert worden, so dass auch eine Kortison-induzierte my-asthene Verschlechterung angenommen werden darf. Sehr ernst zu nehmen sind akute hypotone Kreislaufentgleisungen, die nicht selten verbun-den sind mit einem eher bradykarden(!) Herz-rhythmus. Möglicherweise spielt dabei ein latenter Volumenmangel eine bedeutsame Rolle, der allein durch die Auffüllung des Dialysesystems mit Pa-tientenblut dekompensiert. Wir empfehlen daher, auch bei noch trinkfähigen Patienten vor jeder Im-munadsorption 300-500 ml Flüssigkeit zu infun-dieren. Insgesamt ergibt sich eine Komplikations-rate von 11 % mit durchweg gut beherrschbaren Ereignissen.

Vergleich der Plasmapherese mit der Immunadsorption

Kontrollierte Studien zum Vergleich der beiden Therapieverfahren liegen bislang nicht vor. Der Vergleich der Besserungs- und Nebenwirkungsra-ten, die meist in unkontrolliert und mit wenigen Patienten durchgeführten Therapiestudien ermit-telten wurden, ergibt eine in etwa gleiche klinische Wirksamkeit beider Verfahren. Der Vorteil der Immunadsorption liegt möglicherweise in einer besseren Verträglichkeit, da meistens auf die Sub-stitution einer Plasmaersatzlösung verzichtet wer-den kann.

Die erste kontrollierte und randomisierte Ver-gleichsstudie beider Methoden bei 19 Patienten mit myasthener Krise (10 Patienten mit Plasma-pherese mit Substitution einer humanen Serum-Protein-Lösung (Biseko®), 9 Patienten mit Immu-nadsorption) bestätigt diesen Eindruck (KÖHLER et al., Publikation in Vorbereitung). Beide Thera-pieverfahren zeigten in Hinblick auf die Reduktion des Myasthenie-Scores (BESINGER et al., 1983) und des reduzierten Myasthenie-Scores (Kapitel 5.2.) einen deutlichen und statistisch signifikanten Therapieerfolg bereits am zweiten Behandlungs-tag. Bezüglich des primären Zielparameters, Aus-maß der klinischen Besserung am Tag 14, ergaben sich tendenziell bessere Ergebnisse in der Gruppe Plasmapherese mit Biseko® (enthält u.a. 10g Im-munglobuline/Liter). Die Unterschiede waren je-doch nicht signifikant. Erwartungsgemäß traten in der Immunadsorptionsgruppe weniger Nebenwir-kungen auf.

7.5. Thymektomie

Eine Reihe gewichtiger Argumente spricht dafür, dass der Thymus eine Schlüsselrolle in der Pathogenese der Myasthenia gravis spielt (HOHLFELD und WEKERLE, 1994; ☞ Kapitel 4.3.)

Die Thymektomie hat deshalb einen festen Platz im therapeutischen Regime der Myasthenie gefunden (SCHUMM et al., 1985; NIX, 1997; TOYKA und HOHLFELD, 1999), wenngleich bis heute weder die spezifischen Wirkmechanismen der Thymektomie bekannt sind noch eine prospektive, kontrollierte Studie zum Vergleich zwischen operativer und medikamentöser Therapie bei Myasthenia gravis vorliegt. Zahlreiche retrospektive Studien dokumentieren jedoch einen günstigen Effekt der Thymektomie auf den Krankheitsverlauf (PAPATESTAS et al., 1987; MAGGI et al., 1989; OOSTERHUIS, 1989; MOLNAR et al., 1990; MASAOKA et al., 1996; BRIL et al., 1998). Zusammengefasst kommt es bei mindestens einem Drittel der Patienten postoperativ zu einer deutlichen Besserung, ein weiteres Drittel profitiert im-

merhin mäßig von der Thymektomie, jedoch zeigen eine Reihe von Patienten keine Beeinflussung des Krankheitsverlaufs durch die chirurgische Therapie. Die Thymektomie sollte deshalb nicht als isolierte Maßnahme losgelöst vom Gesamttherapieplan der Myasthenie ohne Einbeziehung konservativer Therapieansätze, wie dem Einsatz von Cholinesterase-Hemmstoffen und Immunsuppressa, gesehen werden (GROB et al., 1987; DOUGLAS, 1990; BREUL et al., 1993; BUSCH et al., 1996; KUNZE, 1998).

7.5.1. Indikation

Bei der Entscheidung zur Thymektomie werden der bisherige Krankheitsverlauf und die persönliche Situation des Patienten ebenso berücksichtigt wie die vermutete Thymushistologie (☞ Tab. 7.11. und 7.12). Eine Umfrage zur aktuellen Praxis der Thymektomie an 42 deutschen Behandlungszentren ergab, dass die Thymektomie bei Patienten bis zum 60. Lebensjahr von 70 % der Zentren generell befürwortet wird (☞ Tab. 7.14 und 7.15.); BLATTNER et al., 1998). Besteht radiologisch

	Häufigkeit	Altersgruppe	HLA	Pathologie	
Thymitis mit lymphoproliferativer Hyperplasie	ca. 70 %	< 40	A1, B8, DR3	• große aktivierte Lymphfollikel mit Keimzentren • Lymphofollikuläre Hyperplasie	
Thymitis mit diffuser B-Zell-Infiltration	< 5 %	< 40	n.b.	• große aktivierte Lymphfollikel ohne Keimzentren • DD: Zustand nach Azathioprintherapie • dichte B-Zell Infiltrate	
Thymusatrophie	10-20 %	> 40	B7, DR2	• Normale Thymusinvolution	
Epitheliale Thymustumore	5-15 %	50 – 60	Keine	Medulläre Thymome Gemischförmig medulläre-corticale Thymome	• meist gekapselt • gutartig • geringe Assoziation zur Myasthenie • sehr gute Überlebensraten (bis 100 % nach 10 Jahren)
				Corticale Thymome Hochdifferenzierte Thymuscarzinome	• lokal invasiv, selten Metastasen • Bösartig, 70-80 % Assoziation zur Myasthenie, Überlebensrate: - 80 % (5 Jahre) - 54 % (10 Jahre)

Tab. 7.11: Unterscheidungsmerkmale der Thymustumore bei Myasthenia gravis.

der Verdacht auf ein Thymom, wird in über 90 % der Zentren eine Thymektomie vorgenommen. Deutlich zurückhaltender wird die Indikation bei rein okulärer Myasthenie (15-20 % befürworten hier die Thymektomie) oder fehlendem radiologischen Thymusnachweis (23 % Befürworter) gesehen.

Radiologisch	• schlechte Abgrenzbarkeit von umgebenden Strukturen (Pleura, Herzbeutel, Gefäße) • unscharfe oder ausgezogene Randkonturen • Metastasierung
Szintigraphisch	• positive Somatostatin-Rezeptor-Szintigraphie (^{111}Indium-DTPA-D-Phe^1-Octreotid)
Labor	• Nachweis von Titin-Antikörper (anti-MGT30)

Tab. 7.12: Paraklinische Malignitätskriterien von Thymustumoren bei Myasthenia gravis.

Unter Berücksichtigung aller Aspekte empfiehlt sich eine Thymektomie

• bei positivem radiologischen Thymusnachweis
• bei Patienten vor dem 60. Lebensjahr
• bei generalisierter Myasthenie
• bei kurzer Krankheitsdauer
• bei deutlicher Progredienz trotz optimaler medikamentöser Therapie
• bei aktuell nicht bedrohlicher myasthener Symptomatik und ansonsten guter körperlicher Verfassung.

Weniger empfehlenswert ist eine Thymektomie

• bei fehlendem radiologischen Thymusnachweis
• bei Patienten mit einem Lebensalter von über 80 Jahren oder Kindern vor der Pubertät
• bei rein okulärer Symptomatik
• bei medikamentös sehr gut eingestellten Patienten
• bei instabiler myasthener Symptomatik, insbesondere mit bulbären Symptomen oder respiratorischer Insuffizienz
• bei schlechtem Allgemeinzustand

7.5.2. Chirurgisches Vorgehen

7.5.2.1. Transsternale Thymektomie

Die am häufigsten durchgeführte Operationsmethode ist die erweiterte transsternale Thymektomie (JARETZKI et al., 1988). Der transsternale Zugang bietet den besten Einblick in das vordere Mediastinum und die untere Halspartie. Sie erlaubt so die komplette Entfernung aller Thymusanteile, ektopischen Thymusgewebes und des mediastinalen Fettgewebes. Ein in den 70er Jahren propagierter **transzervikaler Zugang** hat sich aufgrund potenziell hoher Rezidivraten nicht durchgesetzt (ROSENBERG et al., 1983; MASAOKA und MONDEN, 1981), wird jedoch bis heute in einigen Zentren mit dem Argument einer geringeren Invasivität durchgeführt (BRIL et al., 1998). Gelegentlich wird eine **posterolaterale Thorakotomie** durchgeführt, z.B. wenn eine Resektion von Pleura- oder Perikardanteilen bei infiltrierend wachsenden Tumoren angezeigt ist. Ein solcher Zugangsweg wird jedoch in der Regel nicht primär gewählt, da die kranialen und kontralateralen Thymusanteile schlecht einsehbar sind und deshalb die Gefahr hoch ist, dass die Thymusdrüse nicht vollständig reseziert werden kann (GAMONDES et al., 1991).

Eines der größten Probleme in der Thymus-Chirurgie ist Möglichkeit von ektopischen Thymusgewebe. Die Literaturangaben zur Häufigkeit ektopischen Thymusgewebes bei der Myasthenie schwanken zwischen 40 und 98 % (ASHOUR, 1995; JARETZKI et al., 1988; MASAOKA et al., 1996). Entsprechend der ontogenetischen Wanderung des Thymus von der dritten Schlundtasche in das Mediastinum kann sowohl zervikal als auch mediastinal ektopisches Thymusgewebe vorkommen (FUKAI et al., 1991; ☞ Tab. 7.13).

Thymusgewebe - Ektopische Lokalisationen
• prätracheales Fettgewebe   • entlang des N. phrenicus   • hinter der V. anonyma   • aorto-pulmonales Fenster   • vorderes mediastinales Fettgewebe   • kardio-diaphragmales Fettgewebe

Tab. 7.13: Ektopische Lokalisation von Thymusgewebe.

Grundsätzlich besteht bei allen Operationsverfahren, auch bei der erweiterten transsternalen Thymektomie, die Gefahr, dass ektopisches Restgewebe nicht miterfasst wird. Im Vergleich der offenen Operationsmethoden untereinander ergibt die erweiterte transsternale Thymektomie eindeutig die besten Ergebnisse (MASAOKA, 1982).

Radiologie	Thymektomie sofort	nach Krankheitsverlauf
Thymom sicher (n = 42)	97,6 %	2,4 %
Thymomverdacht (n = 42)	90,5 %	9,5 %
Thymusvergrößerung (n = 42)	73,8 %	26,2 %
kein Thymusnachweis (n = 35)	22,9 %	77,1 %

Tab. 7.15: Indikationsstellung der Thymektomie bei Myasthenia gravis in Abhängigkeit des radiologischen Befundes (Umfrage zur Thymektomie an 42 deutschen Behandlungszentren, BLATTNER et al., 1998).

Thymomrezidive selbst nach 10 bis 20 Jahren wurden beschrieben (ASHOUR, 1995). Empfehlenswert ist es daher, thymektomierte Patienten in lebenslanger Kontrolle zu behalten, um Rezidive frühzeitig erkennen und behandeln zu können (THOMAS et al., 1999). Andererseits zeigen Langzeitstudien einen langfristig anhaltend günstigen Effekt der Thymektomie bei Patienten mit und ohne Thymom. In einer aktuellen Serie von MASAOKA et al. (1996) waren 55 % der Patienten ohne Thymom und immerhin 30 % der Thymompatienten nach 10 Jahren komplett remittiert; 95 % bzw. 82 % der Patienten waren unter Medikation gebessert (☞ Tab. 7.16). Jüngere Patienten (unter 35 Jahre) und Patienten in einem frühen Krankheitsstadium schnitten deutlich besser ab.

7.5.2.2. Endoskopische Thymektomie

Mit Entwicklung minimal-invasiver Techniken in der Chirurgie wurde Mitte der 90er Jahre die thorakoskopische Thymektomie eingeführt (SABBAGH et al., 1995; YIM et al., 1995; RÜCKERT et al., 1999; MINEO et al., 1998; GELLERT, 1998). Ein direkter Vergleich mit den ansonsten durchgeführten standardisierten chirurgischen Verfahren fehlt bislang. Zur endgültigen Bewertung müssen deshalb die Langzeitergebnisse abgewartet werden. Insbesondere ist es von großer Bedeutung, ob mit dieser Operationsmethode eine vollständige Thymusentfernung und die Mitresektion des mediastenalen Fettgewebes mit eventuell dort versprengten Thymusanteilen gewährleistet ist (☞ Abb. 7.7)

Indikation nach	Thymektomie	keine Thymektomie	Thymektomie im Einzelfall
Patientenalter			
bis 45 Jahre (n = 40)	95 %	2,5 %	2,5 %
46 - 60 Jahre (n = 40)	70 %	2,5 %	27,5 %
61 - 70 Jahre (n = 41)	15 %	14,6 %	70,8 %
71 - 80 Jahre (n = 40)	2,5 %	40 %	57,5 %
> 80 Jahre (n = 40)	0 %	67,5 %	32,5 %
Art der Myasthenia gravis			
okulär			
< 6 Monate (n = 39)	15,4 %	51,3 %	33,3 %
> 6 Monate (n = 40)	20 %	35 %	45 %
generalisiert			
< 6 Monate (n = 42)	73,6 %	4,8 %	21,4 %
> 6 Monate (n = 40)	80 %	2,5 %	17,5 %

Tab. 7.14: Indikationsstellung der Thymektomie bei Myasthenia gravis in Abhängigkeit von Patientenalter oder Art der Myasthenie (Umfrage an 42 deutschen Behandlungszentren, BLATTNER et al., 1998).

	3 Mo	6 Mo	1 Jahr	3 Jahre	5 Jahre	10 Jahre	15 Jahre	20 Jahre
Thymompatienten								
Anzahl	81	80	80	68	61	40	22	8
Komplette Remission (%)	13,6	17,5	27,5	32,4	23	30	31,8	37,5
Gebessert (%)	58	68,8	82,5	76,5	85,2	82,5	77,3	87,5
Nicht-Thymom Patienten								
Anzahl	256	244	241	203	194	104	58	12
Komplette Remission (%)	15,2	15,9	22,4	36,9	45,8	55,7	67,2	50
Gebessert (%)	74,2	79,5	86,3	91,6	92,2	95,2	98,2	91,7

Tab. 7.16: Langzeitverlauf nach erweiterter transsternaler Thymektomie (modifiziert nach MASAOKA et al., 1996).

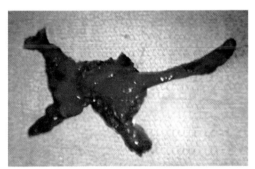

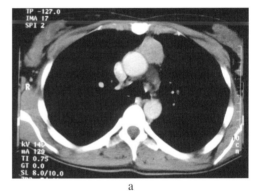

a

Abb. 7.7 Endoskopisch resezierter Thymus. In typischer Weise gelappter Thymus. Die thorakoskopische Entfernung der Thymusdrüse, einschließlich des perithymalen Fettgewebes, erfolgte in toto ohne Komplikationen. Histologisch handelt es sich um eine Thymitis (lymphofollikuläre Hyperplasie).

Die bisher verfügbaren Kurzzeitergebnisse sind vergleichbar mit denjenigen der sonstigen Thymektomieverfahren. Besonders vorteilhaft erscheinen die kurzen und deshalb sehr schonenden Operationszeiten von durchschnittlich 2 - 3 Stunden mit deutlich geringerem Blutverlust und geringerer postoperativer Morbidität. Ein stationärer Aufenthalt von lediglich 3 bis 10 Tagen ist erforderlich (GELLERT, 1998). Im Kurzzeitverlauf werden Besserungsraten wie bei den konventionellen Operationstechniken erzielt. Zu berücksichtigen ist jedoch, dass bislang diese Operationstechnik überwiegend an ausgewählten Patienten mit einem radiologisch glatt abgrenzbaren Thymus ohne Malignitätsverdacht durchgeführt wurde. Eine endgültige Bewertung der Methode kann deshalb zur Zeit noch nicht erfolgen. In jedem Fall sollte nach einer thorakoskopischer Thymektomie der postoperative Verlauf besonders sorgfältig kontrolliert werden.

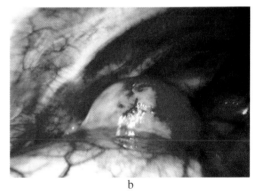

b

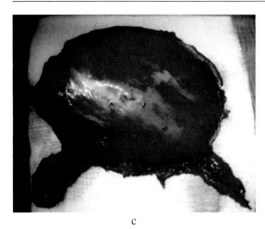

c

Abb. 7.8a-c: Endoskopische Thymektomie. **a**: Computertomographischer Nachweis einer glatt abgrenzbaren Raumforderung im vorderen oberen Mediastinum bei einer 39-jährigen Patientin mit neu aufgetretener myasthener Symptomatik. Es erfolgte eine thorakopische Thymektomie, bei der ein durch die mediastinale Pleura bedeckter 3 x 2 cm großer Tumor entfernt wurde (**b+c**). Postoperativ kam es zu einer ca. 12 Monate anhaltenden kompletten Remission der myasthenen Symptomatik. Eine erneute umfangreiche Kontrolldiagnostik inkl. CT und MRT des Mediastinums, Octreotid-Szintigraphie und Bestimmung der Titin-Antikörper ergab keine Hinweise für ein Rezidiv.

7.5.2.3. Perioperative Betreuung

> Eine Thymektomie sollte grundsätzlich in einer möglichst guten körperlichen Verfassung des Patienten nach interdisziplinärer Indikationsstellung und im Rahmen eines routinierten prä- und postoperativen Managements erfolgen.

Erst die kooperative und koordinierte Zusammenarbeit zwischen Neurologen, Intensivmedizinern, Anästhesiologen, Chirurgen, Radiologen und Pathologen in einem mit der Behandlung von Myasthenie-Patienten erfahrenen Therapiezentrum gewährleistet optimale Therapieergebnisse (WILKINS, 1999).

Die Thymektomie bei Myasthenie ist keine Notoperation! Die Patienten sollten kardiopulmonal stabil und frei von Infekten sein. Besonders wichtig ist die gründliche Aufklärung der Patienten und ihrer Angehörigen. Immer wieder kommt es vor, dass Patienten mit der Operation eine Heilung ihrer Krankheit erwarten und das Konzept der Thymektomie im Gesamttherapieplan der Myasthenie nicht richtig verständlich gemacht werden konnte.

Bei Patienten mit mässigen oder starken myasthenen Symptomen sollte präoperativ eine Besserung herbeigeführt werden entweder durch eine Optimierung der medikamentösen Therapie, eine Immunglobulinbehandlung oder eine Plasmatherapie. Es ist nicht richtig, aus dem Schweregrad der Myasthenie eine dringliche Indikation zur Operation ableiten zu wollen.

Direkt präoperativ sollten die Cholinesterasehemmstoffe in der Regel auf die Hälfte reduziert werden. In vielen Fällen empfiehlt sich eine Umstellung von der oralen Therapie auf Pyridostigmin i.v., dass mittels einer Infusionspumpe mit einer Initialdosis von 0,25 - 0,5 mg pro Stunde bzw. angepasst nach klinischen Erfordernissen gegeben wird. Postoperativ wird die Pyridostigmindosis neu angepaßt.

Die Immunsuppressiva werden reduziert oder ganz abgesetzt und frühestens 14 Tage nach der Operation erneut angesetzt. Falls vorab nicht immunsuppressiv behandelt worden ist, sollte mindestens 3 Monate abgewartet werden, bevor eine Immunsuppression z.B. wegen anhaltender myasthener Symptomatik eingeleitet wird.

Einige Befunde weisen auf eine gewisse Korrelation postoperativ sinkender Acetylcholinrezeptor-Antikörper mit einer klinischen Besserung (KAGOTANI et al., 1984). Die präoperativen Titer besitzen jedoch keinerlei Aussagekraft in Hinblick auf das zu erwartende klinische Ergebnis nach der Operation.

Einige Zentren befürworten die routinemäßige präoperative Anwendung von Steroiden (YAMAGUCHI et al., 1987), Vorteile dieser Vorgehensweise sind aber nicht belegt. Wir lehnen eine perioperative Behandlung mit Steroiden ab.

Der Narkosearzt muss mit den anästhesiologischen Besonderheiten der Myasthenie vertraut sein. Die **Narkose** kann mit einem Barbiturat eingeleitet und mit einem Inhalationsnarkotikum, wie Ethrane oder Halothan, fortgesetzt werden. Insgesamt sollten die benötigten Medikamentendosen so gering wie möglich gehalten werden. Wenn möglich, sollte ganz auf die Anwendung von Muskelrelaxantien verzichtet werden. Besonders ungünstig wirkt sich Succinylcholin auf die postoperative Muskelkraft aus. Sofern tatsächlich eine Muskelrelaxation benötigt wird, empfiehlt sich der Einsatz von D-Tubocurarin oder Pancuronium.

Postoperativ ist eine intensivmedizinische Überwachung für mindestens 2 Tage auch bei spontan atmenden Patienten erforderlich. Die operativ bedingte Einschränkung der Vitalkapazität, erschwertes Abhusten und verstärkte Schleimproduktion sind Faktoren, die bei Myasthenie-Patienten besonders gravierend sind und den postoperativen Verlauf ungünstig beeinflussen können. Die intravenöse Therapie mit Pyridostigmin oder Neostigmin sollte angepasst und auf eine orale Therapie zurückgeführt werden.

Häufig kommt es bereits wenige Tage nach der Operation zu einer deutlichen Besserung, die jedoch nicht immer dauerhaft anhält. Besonders gefürchtet ist ein **Post-Thymektomie-Syndrom** (KIMURA et al., 1967; KUNZE, 1980), das Tage bis Jahre, meist jedoch etwa 3 Monate nach Operation eines Thymoms auftreten kann und nicht selten auf eine unvollständig durchgeführte Thymektomie hinweist.

> Unter Beachtung aller Regeln einer gründlichen Vor- und Nachbetreuung ist die Thymektomie heute keine lebensbedrohliche Operation mehr. Die Mortalitätsrate liegt deutlich unter 1 % (THOMAS et al., 1999). Die Operation sollte aber in einem spezialisierten Zentrum unter Einbeziehung von mit der Krankheit vertrauten Neurologen durchgeführt werden

Die Prognose für den weiteren Krankheitsverlauf ist wesentlich vom histologischen Befund abhängig. MASAOKA et al. schlugen 1981 ein inzwischen weitgehend akzeptiertes **Staging-System** vor, basierend auf der Tumorhistologie und den intraoperativen Befunden (MASAOKA et al., 1981; ☞ Tab. 7.17).

Postoperatives Staging-System nach Thymektomie	
Stadium 1	Makrokopisch komplett abgekapselter Tumor und mikrokopisch ohne Kapselinfiltration
Stadium II	Makrokopische Invasion in benachbarte Gewebe (Fett, mediastinale Pleura); mikroskopische Kapselinfiltration
Stadium III	Makrokopische Invasion in benachbarte Organe (Perikard, große Gefäße, Lunge)
Stadium IVa	Lokale Metastasierung (Pleura, Perikard)
Stadium IVb	Lymphogene oder hämatogene Metastasierung

Tab. 7.17: Postoperatives Staging-System nach Thymektomie (nach MASAOKA et al., 1981).

In Stadium 1 können 5-Jahres-Überlebensraten von 95-100 % erwartet werden, bei Stadium II 70-100 %, bei Stadium III 50-70 % und bei Stadium

Klinisch-pathologische Klassifikation	WHO	Histogenetische Klassifikation (K. Müller-Hermelink und Mitarbeiter, Würzburg)
Benignes Thymom	• A • AB	• Medullary thymoma • Mixed thymoma
Malignes Thymom, Kategorie I	• B1 • B2 • B3	• Predominantly cortical • Cortical • Well differentiated thymic carcinoma
Malignes Thymom, Kategorie II	• C	• Epidermoid keratinizing (squamous cell) carcinoma • Epidermoid non-keratinizing carcinoma • Lymphoepithelioma-like carcinoma • Sarcomatoid carcinoma (carcinosarcoma) • Clear cell carcinoma • Basaloid carcinoma • Mucoepidermoid carcinoma • Undifferentiated carcinoma

Tab. 7.18: Klassifikationen epithelialer Thymustumoren (MARX et al., 1999).

IV zwischen 11 und 50 % (MASAOKA et al., 1981; SCHNEIDER et al., 1997).

Uneinigkeit besteht darüber, wie invasiv wachsende Thymome zusätzlich zur Thymektomie zu behandeln sind. Hier sei auf die onkologische Spezialliteratur verwiesen (THOMAS et al., 1999).

7.6. Myasthenie-verstärkende Medikamente

Praktisch besonders wichtig bei der Betreuung von Myasthenie-Patienten ist die mögliche Krankheitsverstärkung durch den Einsatz diverser Medikamente. Klinisch wurde dies von mehr als 30 Medikamenten berichtet. Im Anhang (☞ Kap. 8.2.) findet sich eine entsprechende tabellarische Übersicht. Meist liegen nur wenige Fallbeschreibungen vor. Dagegen erfolgte bei nur wenigen der aufgeführten Medikamente eine Überprüfung des möglichen hemmenden Effekts auf die neuromuskuläre Signalübertragung mit modernen elektrophysiologischen Methoden (SIEB, 1998a; SIEB et al., 1996b).

Bei dem weiten Spektrum von Medikamenten mit einem hemmenden Einfluss auf die neuromuskuläre Signalübertragung sollte jegliche neue Medikation bei Myasthenie-Patienten vorsichtig begonnen werden. Bei der Verordnung von gegebenenfalls Myasthenie-verstärkenden Medikamenten muss der medizinische Nutzen mit dem Risiko einer Krankheitsverstärkung abgewogen werden. Beispielsweise kann der Einsatz von Antibiotika gerechtfertigt sein, die zwar eine myasthene Muskelschwäche verstärken, jedoch erforderlich sind, um eine wirksame Antibiose zu gewährleisten.

Die Warnhinweise zur Behandlung von Myasthenie-Patienten sind im Arzneimittelverzeichnis "Rote Liste" unvollständig und uneinheitlich formuliert (SIEB, 1998b). Diese "Rote Liste" sollte nicht als Entscheidungshilfe bei der Arzneimittelauswahl für Myasthenia gravis-Patienten herangezogen werden.

Es sind folgende Situationen zu unterscheiden, unter denen der hemmende Effekt auf die neuromuskuläre Signalübertragung von Medikamenten klinisch relevant werden kann (ARGOV et al., 1994):

➤ (1) *Rasch nach Beginn einer neuen Medikation einsetzendes myasthenes Syndrom:*
Durch die zusätzliche medikamentöse Hemmung der neuromuskulären Signalübertragung manifestiert sich eine vorbestehende Störung der neuromuskulären Signalübertragung erstmals klinisch. Die myasthene Symptomatik kann nach Absetzen der Medikation entsprechend der jeweiligen Pharmakokinetik rasch wieder abklingen oder aber im Sinne einer Demaskierung des fortschreitenden Autoimmunprozesses auch nach Absetzen der Medikation bestehen bleiben

➤ (2) *Langsam, d. h. innerhalb von Wochen bis Monaten, sich entwickelndes myasthenes Syndrom:*
Hier induziert der Medikamenteneinsatz ein Autoimmungeschehen. Nach Absetzen der Medikation ist mit einem langsamen Rückgang der myasthenen Symptomatik zu rechnen

➤ (3) *Verstärkung eines vorbestehenden myasthenen Syndroms:*
Durch die zusätzliche medikamentöse Hemmung der neuromuskulären Signalübertragung kommt es zu einer weiteren Abnahme der Muskelkraft, die gegebenenfalls den Patienten auch vital gefährden kann. Dies gilt insbesondere für den Einsatz von Antibiotika bei myasthenen Krisen, die nach einer retrospektiven Studie zu 38 % zeitlich im Rahmen von Infektionen auftreten (THOMAS et al., 1997). Jedoch kann es auch bei Patienten mit einer vorab stabilen Situation gegebenenfalls zu einer dramatischen Verschlechterung kommen

➤ (4) *Postoperative Atemdepression:*
beispielsweise durch die bei der Myasthenie gegebene besondere Empfindlichkeit gegen Muskelrelaxantien

Die Hemmung der neuromuskulären Signalübertragung kann auf einer präsynaptischen Störung der Transmitterfreisetzung oder einer postsynaptischen Interferenz mit dem Acetylcholinrezeptor-Ionenkanal beruhen. Die meisten Medikamente wirken dabei wohl als Ionenkanalblocker. So blockieren *Aminoglykosid-Antibiotika* präsynaptische Kalzium-Kanäle und reduzieren damit die Acetylcholinausschüttung (PICHLER et al., 1996).

Wenn möglich, sollten bei Myasthenie-Patienten zur Antibiose Cephalosporine eingesetzt werden.

D-Penicillamin, das zur Behandlung der rheumatoiden Arthritis eingesetzt wird, kann immunologisch eine Myasthenia gravis induzieren. Die durch D-Penicillamin induzierte Myasthenie klingt nach Absetzen des Medikaments innerhalb von Monaten ab (VINCENT et al., 1978). Auch wurde wiederholt über die Entwicklung einer Myasthenie während einer α-*Interferon-Therapie* berichtet (PÉREZ et al., 1995).

Weiterhin können Medikamente ohne Effekt auf die neuromuskuläre Signalübertragung auch indirekt Myasthenie-Patienten gefährden. So sollten *Benzodiazepine* wegen ihrer zentralen atmungsdepressorischen Wirkung nur vorsichtig bei Patienten mit Endplattenerkrankungen eingesetzt werden. *Diuretika* können über eine Hypokaliämie ein myasthenes Syndrom verschlechtern. Auch sei erwähnt, dass *Chinin* in "Tonic water" und manchen Grippemitteln in relevanter Menge enthalten ist. Nur selten wurde über das Auftreten einer Myasthenie nach einer *Impfung* berichtet (ROSSI et al., 1976). Die Indikation zu einer aktiven Immunisierung sollte eher zurückhaltend gestellt werden, insbesondere bei Immunsupprimierten.

7.7. Physikalische Therapie

Die positiven Effekte von Bewegung, Spiel und Sport auf die Verbesserung, Aufrechterhaltung und Wiederherstellung der Gesundheit sind allgemein anerkannt. Die Wirkungen regelmässiger Bewegungsübungen gehen deutlich über biologisch-physiologische Effekte hinaus und beeinflussen das psychosoziale Wohlbefinden. Ob diese positiven Effekte auch für Patienten mit Myasthenie gelten, erscheint zunächst als eher fraglich. Immerhin leiden die Patienten unter einer abnormer Ermüdbarkeit und verzögerter Erholung der Muskulatur. Bemerkenswerterweise kann jedoch immer wieder im klinischen Alltag beobachtet werden, dass bewusste und mit positiven Motivationen gesteuerte Aktivitäten, wie etwa die freudevoll durchgeführte sportliche Betätigung, auch von Patienten mit Myasthenia gravis keinesfalls als Belastung empfunden werden. Derartige Aktivitäten führen deshalb in adäquater Dosierung auch in der Regel nicht zu einer relevanten Schwäche der Muskulatur, sondern vielmehr ähnlich wie bei Gesunden zu körperlichem und seelischem Wohlbefinden. Einige Myasthenie-Patienten mit leidvollen Erfahrungen in myasthenen Krisensituationen haben jedes Zutrauen in ihre körperliche Leistungsfähigkeit verloren. Die Erfahrung, körperlichen Belastungen gewachsen zu sein, führt zu

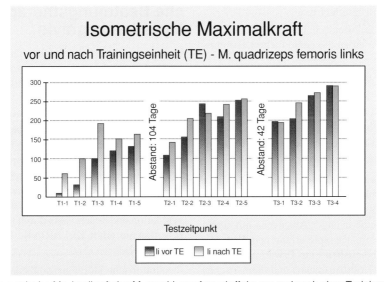

Abb. 7.9: Isometrische Maximalkraft des M. quadrizeps femoris links vor und nach einer Trainingseinheit sowie im Verlauf eines Jahres. **T1-1 bis T3-4**: Wöchentliche Trainingseinheiten (Erklärung siehe Text). Im Jahresverlauf deutlich nachweisbarer Kraftzuwachs.

mehr Selbstvertrauen und überträgt sich positiv auf das sonstige Leben.

Die bisher dokumentierten Erfahrungen zum Effekt körperlichen Trainings bei Myasthenie-Kranken sind spärlich. LOHI et al. trainierten einseitig die Kniestreckung bei 11 Myasthenie-Patienten und fanden einen signifikanten Kraftzuwachs von 23 % auf der trainierten im Vergleich zu 4 % auf der untrainierten Seite (LOHI et al.,1993). WEINER et al. führten ein spezielles Atemmuskeltraining durch und fanden Verbesserungen der Atemparameter bei Patienten mit Myasthenie aller Schweregrade (WEINER et al., 1998).

Seit 1991 gibt es in Leipzig und Berlin Rehabilitations-Sportgruppen für Myasthenie-Kranke (BAUMANN et al., 1993; HÖLIG, 1993; KÖHLER, eigene Erfahrungen). Die Zielsetzungen der Übungsbehandlung sind:

• Verbesserung der körperlichen Leistungsfähigkeit, Ausgleich muskulärer Schwächen

• Muskuläre Dysbalancen vermindern oder ausgleichen

• Aktives Entgegenwirken des Bewegungsmangels und seiner Folgen (Herz-Kreislauf-Probleme, Rückenbeschwerden etc.)

• Abbau von Ängsten durch das Erleben der verbliebenen Möglichkeiten

• Verbesserung des Selbstwertgefühls durch sportliche Erfolgserlebnisse

• Verbesserte Selbsteinschätzung durch behutsames Herantasten an die persönliche Leistungsgrenze

• Übergreifen der so gesammelten positiven Erfahrungen auf den Alltag

• Gruppenerlebnis und Aufbrechen der krankheitsbedingten Isolation

• Erlernen von Bewältigungsstrategien (Entspannungsverfahren, Atemtherapieverfahren)

Die Patienten trainieren ein- bis zweimal pro Woche in der Turnhalle oder im Schwimmbad unter Anleitung eines erfahrenen Sporttherapeuten bzw. Physiotherapeuten in enger Absprache mit einem in der Myasthenie-Therapie erfahrenen Arzt. Die Sportstunden beinhalten eine Erwärmung, einen funktionellen (Kraft/Ausdauer) und thematischen Teil (Spiel) und abschließend eine Entspannungsphase mit Elementen der progressiven Muskelrelaxation nach Jacobson. Die Ergebnisse dieser

Gruppentherapie wurden regelmäßig dokumentiert und analysiert. Während in der Anfangszeit die Qualität der Übungsausführung insbesondere der Stammmuskulatur mit zunehmender Anzahl der Wiederholungen rasch schwächer wurde, konnte durch das regelmäßige Training eine spürbare Verbesserung der Ausführungen erreicht werden. Die Sporttherapie wurde von den teilnehmenden Patienten gut angenommen. Innerhalb eines Jahres wurden bei 2 Patienten dieser Gruppe die isometrische Muskelkraft vor und nach der Übungsstunde erfasst. Dabei zeigten sich Effekte der neuromuskulären Anpassung in Form eines Kraftzuwachses, aber auch Hinweise für eine Ausbelastung und Ermüdung (KALISCHEWSKI und HÖLIG, 1999; ☞ Abb. 7.9).

Die so gesammelten Erfahrungen zeigen, dass auch mittelschwer und schwer betroffene Myasthenie-Patienten von einer physiotherapeutischen Behandlung profitieren können. Es ist jedoch dabei wichtig, die spezifischen Aspekte der Myasthenie zu berücksichtigen. Ein schematisches Vorgehen und Therapiegruppen ohne Berücksichtigung individueller Probleme wären dagegen sicherlich schädlich. Ein Video als Anleitung für den Sport zu Hause kann bei der **Deutschen Myasthenie Gesellschaft** angefordert werden.

7.8. Intermittierende häusliche Beatmungstherapie bei Myasthenia gravis

Unter einer intermittierenden häuslichen Beatmungstherapie versteht man eine vorrübergehende Anwendung mechanischer Atemhilfen unter häuslichen Bedingungen (KINNEAR, 1994). Für Myasthenie-Patienten kommt in der Regel eine nicht invasive Überdruckbeatmung über eine Nasenmaske zur Anwendung. Ziel der Behandlung ist die Erholung der erschöpften Atem- (und Skelett-)Muskulatur während der Ruhephasen und die Minderung sekundärer Organschäden, verursacht einerseits durch eine chronische alveoläre Hypoventilation und andererseits durch eine chronische Hyperkapnie (BOCKELBRINK, 1994; BINIEK et al., 1994).

Respiratorische Störungen sind ein häufiges Symptom bei der myasthenen Krise. Darüber hinaus finden sich bei vielen Patienten chronische restriktive Ventilationsstörungen, d.h. infolge einer geringeren Dehnung der Lunge findet eine verminderte Lungenbelüftung statt (MIER-JEDRZEJOWICZ et al., 1988). Dadurch erklärt sich auch der bei Myasthenie-Patienten häufige Befund einer normalen Sauerstoffsättigung trotz bereits bestehender Hyperkapnie. Im Gegensatz zur Sauerstoffaufnahme, die vor allem von der Lungendurchblutung abhängt, wird der Austausch von Kohlendioxid wesentlich durch den CO_2-Partialdruck in den Alveolen gesteuert. Trotz chronischer Hypoventilation bleibt also die Sauerstoffversorgung noch normal. Allerdings sind gerade diese Patienten bedroht durch plötzliche respiratorische Dekompensationen und Beatmungspflichtigkeit. Es ist deshalb bedeutsam, restriktive Ventilationsstörungen bei Myasthenie-Patienten frühzeitig zu erkennen und zu behandeln.

Die **Diagnostik** umfasst im Wesentlichen drei Bereiche:

■ 1. Klinische Symptome der chronischen Ateminsuffizienz (☞ Tab. 7.18)

Liegen die Symptome einer chronischen Ateminsuffizienz vor, ist in der Regel bereits eine klare Indikation zur intermittierenden Heimbeatmung gegeben (RAFFENBERG et al., 1994). Es muss unbedingt beachtet werden, dass für die klinische Indikationsstellung eine pathologische Blutgasanalyse nicht erforderlich ist.

■ 2. Prüfung der Lungenfunktion

Der am einfachsten durchzuführende Test ist die Bestimmung der Vitalkapazität. Die Untersuchung ist allgemein verfügbar und gibt gute Auskunft über die Verlaufsentwicklung einer Atemstörung. Einschränkungen der Vitalkapazität unter 20 % des Sollwertes gelten als relevant (DEUTSCHE GESELLSCHAFT FÜR PNEUMONOLOGIE, 1994)

■ 3. Blutgasanalyse

In vielen Fällen sind tagsüber keine sicher pathologischen Werte messbar trotz nächtlicher Hypoxie oder Hypokapnie. Als kritische Werte werden ein $pCO_2 \geq 45$ mmHg und/oder ein $pO_2 \leq 60$ mmHg angesehen. Empfehlenswert sind wiederholte arterielle Blutgasmessungen (pO_2, pCO_2, pH), ein kontinuierliches Monitoring per Pulsoximetrie und eine perkutane Kapnometrie während der Nachtstunden. Wünschenswert ist auch eine

Schlaflabor-Diagnostik mit der Frage nach einem Schlafapnoe-Syndrom.

Symptome der chronischen respiratorischen Insuffizienz.
• Lungensymptome
- Tachypnoe, Dyspnoe bei leichten Belastungen, z.B. beim Sprechen
- Einsatz der Atemhilfsmuskulatur
- Rezidivierende Infekte
- Hartnäckige Verschleimung
• Zerebrale Symptome
- Abgeschlagenheit, Leistungsinsuffizienz, Müdigkeit
- Konzentrationsstörungen
- Depressionen, Angstzustände
- Tremor, Nervosität
- Synkopen, Schwindelzustände
- Sehstörungen
• Allgemeinsymptome
- Zyanose
- Schlafstörungen
- Nacken- und Gliederschmerzen
- Kopfschmerzen
- Appetitlosigkeit, Gewichtsverlust, Magenschmerzen
- Herzrasen
- Rechtsherzinsuffizienz, Ödeme

Tab. 7.18: Symptome der chronischen respiratorischen Insuffizienz.

Eine Heimbeatmung kann indiziert sein, wenn folgende Parameter erfüllt sind:

➤ Symptome der chronischen Ateminsuffizienz liegen vor (☞ Tab. 7.18)

➤ Besserung der Beschwerden nach einem Beatmungsversuch

➤ pathologische Messwerte bei der Lungenfunktions-Prüfung oder den Blutgasanalysen

➤ ausdrücklicher Patientenwille nach ausführlicher Aufklärung und Erprobung der Selbstbeatmung

➤ Sicherstellung einer ausreichenden ärztlichen, pflegerischen und medizintechnischen Versorgung im häuslichen Bereich

Es ist empfehlenswert, bereits frühzeitig und in einem noch stabilen Zustand die Eingewöhnungsphase zu beginnen. Auf diese Weise kann die maximale Selbstbestimmung des Patienten erreicht werden und die Auswahl des geeigneten Beatmungsmodus in Ruhe erfolgen. Die Wirkung der Therapie bleibt keineswegs nur auf die Atemmuskulatur beschränkt, sondern bessert regelmäßig auch die Kraft im Bereich anderer Muskelgruppen. Nach unserem klinischen Eindruck wird durch eine Heimbeatmung das Risiko von myasthenen Krisen, die dann gegebenenfalls eine invasive Form der Beatmung erfordern, deutlich reduziert.

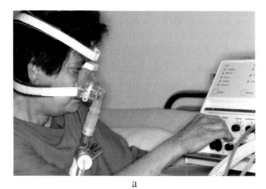

a

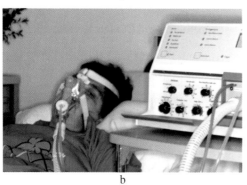

b

Abb. 7.10a+b: Nach einer kurzen Trainingsphase sind die Patienten in der Lage, selbständig ein Heim-Beatmungsgerät zu benutzen. Die Patientin hat gerade ihre Atemmaske angelegt und stellt nun die Beatmungsparameter ein (**a**). In der Regel sind bei der Myasthenie 3 bis 4 kurze Beatmungsphasen mit einer Dauer von jeweils zirka 30 Minuten ausreichend (**b**).

Ausführliche Richtlinien zur Indikation und Durchführung der intermittierenden Selbstbeatmung finden sich in den Veröffentlichungen der **Arbeitsgruppe Heim- und Langzeitbeatmung** (LAIER-GROENEVELD, 1994) sowie in den betreffenden Empfehlungen der bayrischen Muskel-

zentren in der **Deutschen Gesellschaft für Muskelkranke** (WINTERHOLLER et al., 1997).

7.9. Soziale und psychologische Aspekte

Chronische Erkrankungen haben wohl in allen Fällen, unabhängig von der jeweiligen Krankheitsspezifität, Folgen für die Familie sowie die berufliche und soziale Entwicklung des Erkrankten (BEUTEL, 1987; FELTON et al., 1988; MUTHNY, 1990; LAZARUS, 1992). Die Mechanismen zur Krankheitsbewältigung unterscheiden sich bei der Myasthenie nicht wesentlich von denen anderer primär nicht lebensbedrohlicher, chronischer Erkrankungen. Im Vergleich zu anderen neuromuskulären Erkrankungen mit schlechteren oder sogar fehlenden therapeutischen Möglichkeiten, findet sich aber bei Myasthenie-Patienten eine höhere Compliance und ein besseres Arztvertrauen.

Eingeschränkte körperliche Belastbarkeit bedeutet für viele Myasthenie-Patienten einen eingreifenden Einschnitt in Ausbildung oder Beruf sowie Probleme bei der Bewältigung des alltäglichen Lebens (SNEDDON, 1980; DOERING et al., 1993). Die sozialen Folgen hängen direkt vom Schweregrad und Dauer der Erkrankung sowie dem Therapieerfolg ab (BALZEREIT et al., 1977). Eine Verlaufsuntersuchung an 83 Myasthenie-Patienten ergab, dass die berufliche Entwicklung besonders durch die eingeschränkte muskuläre Belastbarkeit behindert wird (BALZEREIT & SPENGLER, 1984). Die meisten Patienten versuchen, sich auf ihre Krankheitssituation aktiv einzustellen. Sie übernehmen körperlich leichtere Arbeiten, wechseln in einen anderen Beruf oder in eine Teilzeitbeschäftigung und nehmen dabei gegebenenfalls finanzielle Einbußen in Kauf, um ein Ausscheiden aus dem Berufsleben zu umgehen. Letztlich waren jedoch nur noch 37 % der befragten Myasthenie-Patienten zum Zeitpunkt der Befragung voll oder teilweise berufstätig. Auch wenn die Mehrzahl der Patienten (73 %) über eine Minderung der körperlichen Belastbarkeit klagte, so empfanden doch deutlich weniger Einbußen bei der sportlichen Betätigung (44 %), Freizeitaktivität (33 %) oder im Kontakt mit dem Freundeskreis (25 %).

Die Frage, ob bei der Myasthenie auch psychiatrische Störungen bedeutsam sind, wurde bereits von OPPENHEIM (1901) diskutiert und von anderen

Autoren in der Folge immer wieder aufgegriffen (Übersicht bei MANG et al., 1993; MEYER, 1966; OOSTERHUIS und WILDE, 1971; MAGNI et al., 1988; ROHR und PETER, 1991), ohne dass es bislang gelungen wäre, ein spezifisches psychiatrisches Syndrom mit der Myasthenie in Verbindung zu bringen. Eine Vielzahl testpsychologischer Untersuchungen erbrachte ebenfalls keine einheitlichen Ergebnisse. Während einige Untersuchungen kognitive Defizite auf der Grundlage eines zentralen cholinergen Syndroms vermuteten (TUCKER et al., 1988; IWASAKI et al., 1989; IWASAKI et al., 1993), konnten andere dies nicht bestätigen (LEWIS et al., 1989; BARTEL und LOTZ, 1995). Möglicherweise sind Myasthenie-Patienten gehäuft von affektiven Störungen, wie Angstgefühlen, innerer Anspannung oder Dysphorie, betroffen (BARTEL, LOTZ, 1995), wobei der psychische Begleiteffekt einer Kortikoidtherapie dies beeinflussen kann (LEWIS und SMITH, 1983; WOLKOWITZ et al., 1990). Leichte affektive Störungen wirken sich in der Regel nicht auf den Krankheitsverlauf aus (KNIELING et al., 1998). Es gibt jedoch Hinweise für eine Beeinflussung des Krankheitsverlaufs durch spezifische Persönlichkeits- und Copingvariablen. So scheinen sich introvertierte, ängstliche, besorgte und aggressive Persönlichkeitsmerkmale eher negativ auf den Krankheitsverlauf auszuwirken (KNIELING et al., 1998). Prinzipiell bevorzugen Myastheniekranke aktive Handlungsstrategien mehr als andere chronisch Kranke (ROHR, 1991). Jedoch schränken insbesondere Sprech- und Schluckstörungen sowie die mimische Schwäche die aktive Teilnahme am öffentlichen Leben ein und fördern soziale Ängste (ROHR et al., 1994).

Unsere eigene Erfahrung im Umgang mit Myasthenie-Patienten lässt weder auf neuropsychologische Defizite schließen, noch fanden sich krankheitspezifische, psychiatrische oder psychosomatische Syndrome. Vielmehr ist ein direkter Zusammenhang zwischen der Schwere der Myasthenie und dem körperlichen sowie seelischen Wohlbefinden offensichtlich. Regelmäßig sehen wir nach erfolgreicher Therapie einer myasthenen Exazerbation "völlig veränderte", seelisch stabile, freundlich zugewandte Patienten ohne kognitive Defizite vor uns. Sicherlich dürfen die Probleme, die mit dem chronischen Kranksein zusammenhängen, nicht verkannt werden. Myasthenie-Patienten sind in hohem Maße auf eine vertrauensvolle, langfristig angelegte Kooperation mit ihrem behandelnden Arzt angewiesen und fordern zurecht Verständnis für ihre spezifische und oftmals sehr komplexe Situation ein. Ein "myasthenes Psychosyndrom" kennen wir jedoch nicht.

7.10. Sozialmedizinische Aspekte

Seit Einführung der modernen Therapiekonzepte kann bei der Mehrzahl der Myasthenie-Patienten eine befriedigende und stabile klinische Besserung erzielt werden. Insbesondere wirkt sich bei generalisierter Myasthenie eine konsequente und langfristig angelegte immunsuppressive Therapie, z.B. mit Azathioprin, vorteilhaft auf die Rehabilitationsfähigkeit und den Grad der Behinderung im täglichen Leben aus. Bereits kurz nach Einführung der immunsuppressiven Therapie ergab eine Untersuchung an 80 Patienten mit Myasthenia gravis, dass sich keiner der Patienten mehr für dauernd arbeitsunfähig hielt (BALZEREIT, 1977). 53 % der Patienten schätzten sich als voll arbeitsfähig ein, 15 % empfanden ihre Arbeitskraft auf Dreiviertel, 19 % auf die Hälfte und nur 13 % auf ein Viertel des Gesunden gemindert. Es stellte sich heraus, dass bei deutlicher Beeinträchtigung der Arbeitsfähigkeit keine Immunsuppression erfolgt war. Demgegenüber waren mehr als zwei Drittel der Patienten mit voller Arbeitsfähigkeit immunsuppressiv mit Azathioprin behandelt worden.

Individuelle Behinderungen sind jedoch immer wieder Anlass für berufliche Einschränkungen. Jugendliche Myastheniker sollten bei der Berufswahl deshalb zweckmässig beraten werden. Berufe mit schwerer körperlicher Arbeit sind sicher ebenso ungeeignet wie eine Bildschirmtätigkeit bei okulären Symptomen.

> Bei der Beurteilung eines Myasthenie-Patienten in Hinblick auf die **Berufs- oder Erwerbsfähigkeit** müssen die individuelle Behinderung und der individuelle Verlauf der Erkrankung Berücksichtigung finden.

Beispielsweise sind in einem Sprechberuf bulbär betroffene Patienten völlig anders zu beurteilen als rein okuläre oder Extremitäten-betonte Formen der Erkrankung. In besonderem Maße muss die in-

dividuelle Anamnese bei der Einschätzung des Be-
hinderungsgrades gewürdigt werden. Patienten
mit häufigen Krisen in der Vorgeschichte oder
stark fluktuierender klinischer Symptomatik sind
grundsätzlich stärker behindert einzuschätzen als
Patienten mit stabilem Verlauf, auch wenn sich
zum Zeitpunkt der Untersuchung keine klinisch
fassbaren Unterschiede zeigen. Die eigentliche
Behinderung ergibt sich eher aus dem schlechte-
sten klinischen Befund im Rahmen des wechsel-
haften klinischen Verlaufes, der jedoch gegebenenfalls zum Zeitpunkt der Untersuchung nicht
mehr nachweisbar ist. Zur Beurteilung des Schwe-
regrades der Erkrankung ist die Bestimmung der
Acetylcholinrezeptor-Antikörper-Titer   ebenso
wenig hilfreich wie die Durchführung einer repetitiven Nervenstimulation. Eine korrekte Einschätzung der Behinderung unter sachgerechter Würdigung des individuellen Verlaufes ist ausschließlich durch in der Betreuung von Myasthenie-
Patienten erfahrene Ärzte möglich. Entsprechende
Expertengutachten sollten eingeholt und anerkannt werden. Eindeutige Beurteilungskriterien
fehlen.

Die Teilnahme am Straßenverkehr ist für Patienten
mit Myasthenie meist unproblematisch und ohne
spezifische Einschränkungen möglich. Bei Vorliegen einer schweren klinischen Symptomatik oder
okulären Symptomen ist es den Patienten selbst
einleuchtend, dass sie den Belastungen des Stra-
ßenverkehrs nicht gewachsen sind.

Bei der **Deutschen Myasthenie Gesellschaft** ist
ein **Notfallausweis** erhältlich, der Angaben über
die Erkrankung, die derzeitige Medikation, Hinweise für die Notfallbehandlung in der myasthenen Krise sowie Angaben über potenziell eine Myasthenie verstärkende Medikamente enthält. Insbesondere da in Krisensituationen die sprachliche
Verständigung äußerst erschwert sein kann, ist das
Mitführen dieses Ausweises allen Patienten mit
Myasthenie dringend anzuraten.

Anhang

8. Anhang

8.1. Adressen von Selbsthilfeorganisationen

Deutschland

Deutsche Myasthenie Gesellschaft
Langemarckstraße 106
D-28199 Bremen
Tel.: 0421/59 20 60 (besetzt Mo-Do 9:00-14:00)
Fax: 0421/50 82 26
email: dmg-info@t-online.de
Internet: www.dmg-online.de
(bundesweit Regionalgruppen; gibt umfangreiches Informationsmaterial heraus)

Deutsche Gesellschaft für Muskelkranke
Im Moos 4
D-79112 Freiburg
Tel.: 07665/94470
Fax: 07665/944720
email: dgm_bgs@t-online.de
Internet: www.dgm.org

Österreich

Österreichische Gesellschaft für Muskelkranke
Währinger Gürtel 18-20, Postfach 23
Neurologische Universitätsklinik
A-1090 Wien
Tel.: 01/404003112
(besetzt Mo-Fr 8:00-12:00)
Fax: 01/404003141
e-mail: muskelges@akh-wien.ac.at

Schweiz

Schweizerische Gesellschaft für Muskelkranke
Kanzleistrasse 80
CH-8004 Zürich
Tel.: 01/245 80 30 (Mo-Do 9:00-12:00, Di und Do 14:00-16:00)
Fax: 01/245 8031
Internet: www.sgmk.ch
(Kontaktgruppen für Myasthenie-Kranke in den Regionen Basel, Bern/Mittelland, Ostschweiz und Zürich)

Weitere Internetseiten

➤ USA: www.mdausa.org
➤ Großbritannien:
www.sonnet.co.uk/muscular-dystrophy/
(zahlreiche "links")

8.2. Liste Myasthenie-verstärkender Medikamente

Tabellarische Zusammenstellung der Medikamente, deren Einsatz nach Literaturangaben die Symptome einer Myasthenia gravis verstärken können (SIEB, 1998):

Antibiotika

➤ 1. Aminoglykoside
➤ 2. Ampicillin
➤ 3. Clindamycin, Lincomycin
➤ 4. Colistin, Polymyxin B
➤ 5. Erythromycin
➤ 6. Fluorochinolone (Gyrasehemmer)
➤ 7. Imipenem/Cilastatin
➤ 8. Tetracycline

Kardiovaskuläre Medikamente

➤ 1. Antiarrhythmika
  - Bretylium*
  - Chinidin
  - Procainamid
➤ 2. β-Blocker
➤ 3. Kalziumkanalblocker
  - Verapamil
➤ 4. Trimethaphan*

Antirheumatika

➤ 1. Chloroquin
➤ 2. D-Penicillamin

Zentralnervös wirksame Medikamente

➤ 1. Antikonvulsiva
  - Diphenylhydantoin
  - Mephenytoin*
  - Trimethadion*
➤ 2. Barbiturate (atmungsdepressorisch)
➤ 3. Benzodiazepine (atemdepressorisch)
➤ 4. Chlorpromazin
➤ 5. Muscarinrezeptorantagonisten (?)
  - Trihexyphenidyl
➤ 6. Lithium

Hormone

➤ 1. Östrogen, Progesteron
➤ 2. Glukokortikoide
➤ 3. Schilddrüsenhormone

Anästhetika

➤ 1. Methoxyfluran
➤ 2. Procain, Lidocain

Varia

➤ 1. Aprotinin
➤ 2. Botulinumtoxin
➤ 3. D,L-Carnitin* [nicht L-Carnitin]
➤ 4. Chinin
➤ 5. Citratinduzierte Hypokalzämie
➤ 6. Diuretika über eine Hypokaliämie
➤ 7. Emetin*
➤ 8. Interferon-α, -β-1b
➤ 9. Jodhaltige Kontrastmittel
➤ 10. Magnesiumhaltige Medikamente
➤ 11. Muskelrelaxanzien
➤ 12. Nikotin-Membranpflaster
➤ 13. Tiopronin

* Kein Handelspräparat in Deutschland

Diese tabellarische Zusammenstellung erhebt keinen Anspruch auf Vollständigkeit. Grundsätzlich sollte bei Patienten mit einer gestörten neuromuskulären Signalübertragung jegliche neue Medikation vorsichtig begonnen werden.

8.3. Klinische Scores

Klassifikation der Myasthenia gravis nach OSSERMANN und GENKINS		
Klasse	Beschreibung	Charakteristika
I	Okuläre Form	Ptose, Diplopie
II	Generalisierte Form	Leichte Schwäche der Nacken- und Extremitätenmuskulatur • IIA mit okulären Symptomen, Mittelschwere Schwäche der Nacken- und Extremitätenmuskulatur • IIB mit leichten bulbären Symptomen
III	Schwere akute Generalisierung	Akute schwere myasthene Symptome einschl. bulbärer und respiratorischer Störungen
IV	Schwere chronische Generalisierung	Schwere Myasthenie, meist als Spätform mit chronischer Progredienz; Entwicklung im Lauf von 2 oder mehr Jahren aus Klasse I oder II
V	Defektmyasthenie	Chronisch schwere myasthene Symptome mit Muskelatrophien. Defektmyasthenien kommen heute selten vor, deshalb wird häufig Klasse V in neueren Versionen auch für die Vollremission verwendet

Tab. 8.1: Klassifikation der Myasthenia gravis nach OSSERMANN und GENKINS (mit Modifikationen).

Klinische Klassifikation der Myasthenie nach OOSTERHUIS		
Klasse	Beschreibung	Charakteristika
0	Komplette Remission	
1	Keine Behinderung, geringgradige Beschwerden	Der Patient weiß, dass er an Myasthenie leidet, für Außenstehende ist dies aber nicht erkennbar. Geringe Symptome bei genauer Untersuchung.
2	Leichte Behinderung, deutliche Symptomatik nach Anstrengung	Geringe Einschränkungen im täglichen Leben, Symptome für unerfahrene Untersucher jedoch nicht erkennbar, z.B. intermittierende Doppelbilder
3	Mäßige Behinderung, deutliche Symptome in Ruhe	Einschränkungen auch in den häuslichen Aktivitäten. Symptome für jeden erkennbar.
4	Schwere Behinderung	Ständig Hilfe notwendig, bulbäre Symptome, respiratorische Insuffizienz
5	Künstliche Beatmung erforderlich	

Tab. 8.2: Klinische Klassifikation der Myasthenie nach OOSTERHUIS.

Myasthenie-Score (modifiziert nach BESINGER et al.)					
Ausprägung der Schwäche **Scorewerte**	Keine Symptome **0**	Geringe Symptome **1**	Mäßige Symptome **2**	Starke Symptome 3	Pkt.
Extremitäten-und Rumpfmuskulatur					
Arme vorhalten (s) (90°, stehend)	> 180	60 - 180	< 90 s	> 30 s	
Beine vorhalten (s) (45°, Rückenlage)	> 45	30 - 45	5 – 30 s	< 5	
Kopfheben (s) (flache Rückenlage)	> 90	30 - 90	5 – 30	< 5	
Vitalkapazität (I) (max. Expiration nach max. Inspiration) **männlich** **weiblich**	> 3,5 > 2,5	2,5 – 3,5 1,8 – 2,5	1,5 - 2,5 1,2 – 1,8	> 1,5 > 1,2	
Faziopharyngeale Muskulatur					
Kauen	normal	Geringgradige Kauschwäche (Ermüdung beim Essen)	Nur pürierte Kost	Hängender Kiefer	
Schlucken	normal	Gelegentliche Schluckstörungen (abends, nach längerem Essen)	Häufiges Verschlucken, nasale Sprache, inkompletter Gaumensegelschluss	Magensonde	
Gesichtsmuskeln	normal	Mimische Schwäche	Inkompletter Lidschluss, Mimik schwerwiegend beeinträchtigt	Amimie	
Okuläre Symptome					
Doppelbilder (Sekunden) beim Seitwärtsblick)	> 60	10 – 60	0 – 10	Spontan	
Ptose (Sekunden) beim Aufwärtsblick	> 60	10 – 60	0 – 10	Spontan	
				SUMME:	
Reduzierter Myasthenie-Score				SUMME:	
Alle mäßig und stark betroffenen Parameter geteilt durch deren Anzahl. Signifikant bei Änderungen > 0,5					

Tab. 8.3: Myasthenie-Score (modifiziert nach BESINGER et al.).

Klinischer Score der okulären Myasthenie nach SCHUMM		
Symptome der äußeren Augenmuskeln		Lidsymptome
Paresen äußerer Augenmuskeln fehlend. Keine Doppelbilder	0	Ptose fehlend auch bei anhaltendem Blick nach oben > 1 min (Simpson-Test)
Paresen in Endstellung. Doppelbilder in bis zu 2 Blickrichtungen	1	Ein- oder beidseits Simpson-Test bis 60 s positiv
Paresen in Endstellung. Doppelbilder in bis zu 3 Blickrichtungen	2	Ein- oder beidseits Simpson-Test bis 30 s positiv
Paresen außerhalb 20° Exzentrizität in 3 Muskeln. Keine Doppelbilder bei Blick geradeaus	3	Geringe Ptose einseitig spontan
Bei längerem Lesen fast immer Doppelbilder	4	Geringe Ptose beidseits spontan
Dauernd Doppelbilder	5	Deutliche Ptose beidseits spontan. Pupillen noch frei
Schwere Parese von mindestens 3 Muskeln	6	Pupillen einseitig bedeckt
Schwere Paresen von mindestens 4 Muskeln	7	Pupillen beidseits bedeckt
Nur geringe Augenbewegungen möglich	8	Iris beidseits noch sichtbar
Ein Auge praktisch unbeweglich	9	Iris einseitig noch sichtbar
Beide Augen praktisch unbeweglich	10	Augen beidseits zu

Tab. 8.4: Klinischer Score der okulären Myasthenie nach SCHUMM.

Disability Status Scale für die Myasthenie nach SZOBOR	
0	Anamnesis and status are negative. Muscle exertion tests are normal; in all functional systems there is grade 0, alternatively one may encounter grade 1, but only in the mental functions ("pseudomyasthenia").
1	The patient is able to work in his original employment. Minimal Symptome - grade 1 - in one or two functional systems (e.g. periodical ptosis on one side, periodical and/or slight fatigue while chewing, disability to purse or to whistle, progressive skeletal fatigue at exertion, psychic exhaustion, disability to concentrate attention, pseudoneurasthenia).
2	Minimal disability, the patient is able to work in his original employment. Periodical symptoms grade 2 in one or two functional systems, or permanent symptoms of grade 1-2 in some functional systems but the respiration.
3	Moderate disability, the patient is able to work only part-time in his original employment or he can be active full-time in light work. Symptoms regarded as grade 2 in several functional systems + symptoms of grade 3 in one system (but respiration).
4	Definite disability, patient is able to look after himself and to do light work (housework) part-time. Grade 3 in the facialis and/or bulbar system + grade 2 in the skeletal system; grade 4 in the ocular system + grade 3 in one or two other systems; grade 1-2 in the respiratory system + grade 3 in one further system or grade 2 in several functional systems.
5	Intense disability, patient is able to look after himself but unable to work. Grade 4 in one or two functional systems; grade 3 in the majority of the systems; grade 3 in the respiratory system alone; grade 2 in the respiratory system + grade 3 in several functional systems.
6	Serious disability, patient is able to move and to live with assistance only. Grade 4 in two or three functional systems; grade 3-4 in the majority of the systems, but the respiration; grade 3 in the respiratory system.
7	Serious disability, patient bedridden or in sitting position with relative ability to move the limbs. Grade 4 in the skeletal and facial and/or bulbar systems; grade 4 in the majority of the functional systems; grade 4 in the respiratory system alone.
8	State of inability, bedridden patient with minimal ability to move the hands only. Grade 5 in the skeletal system + grade 4 in the facial and/or bulbar systems; grade 5 in more than two systems; grade 4 in the respiratory system + grade 4-5 in two or three other systems.
9	Total inability, bedridden patient unable to move; patient in artificial respiration (IPPR). Grade 5 in the skeletal, facial and bulbar system; grade 5 in the respiratory system; grade 4-5 in every functional systems.
10	Death due to MG. Respiratory crisis, pneumonia; syncope or unknown.

	Functional systems
I.	**Ocular functions**
0	Normal
1	Periodical one-sided ptosis (pupil is not covered)
2	Slight unilateral constant ptosis (pupil is not covered); slight bilateral fluctuating ptosis (X): mild diplopia ("blurred vision") only in the evening or at extreme tiredness (X).
3	Permanent, hardly fluctuating bilateral ptosis (Z); serious unilateral ptosis (pupil partly covered); periodical diplopia (X), bilateral lagophthalmus (Z) (facial weakness).
4	Serious bilateral ptosis (pupil is totally covered at one side); permanent diplopia (Z), serious ptosis + diplopia (even with spectacles correction); bilateral ptosis + lagophthalmus (Z)
5	Serious bilateral ptosis (both pupils are totally covered); permanent diplopia + ptosis or dissociated paresis of eye muscles (Z).
II.	**Facial and chewing functions**
0	Normal
1	Mild difficulty of chewing at tiredness; disability to purse and/or to whistle.
2	Fatigue at chewing (X); periodical tiredness of facial functions (to show the teeth, to smile, to purse, to suck)
3	"Facies myasthenica"; permanent still fluctuating disturbance of the facial and chewing functions.
4	"Facies myasthenica"; "opened mouth and hanging lip" symptom; serious permanent weakness of chewing and sucking; need of supporting the jaw-bone.
5	"Facies myasthenica"; inability to carry out any voluntary or emotional movements on the face; permanent inability to chew and to suck.
III.	**Bulbar functions**
0	Normal
1	Soft speech or nasal phonation at exhaustion; mild dysphagia at tiredness (X).
2	Permanently low voice or tuneless (unmodulated) speech; moderate nasal phonation (X); mild constant dysphagia (stasis in pyriform recesses); pharyngeal and soft palate hyporeflexia; periodical disturbance of the lingual movements.
3	Permanently low and nasal phonation (Z), definite dysphagia with periodical nasal regurgitation; hanging soft palate, pharyngeal areflexia; definite weakness of lingual movements.
4	Serious dysarthria; grave dysphagia with permanent regurgitation; heavy weakness of lingual movements.
5	Aphonia, aphagia (nasal tube feeding necessary); minimal lingual movements

Functional systems	
IV.	Skeletal functions
0	Normal
1	Positive "pillow sign" ("head drop symptom"); supporting of the head at exhaustion; increased fatigue at running and at climbing the stairs (X).
2	"Hair comb disability"; difficulty in washing; disability to squat; moderate fatigue in walking (X).
3	Definite fatigue in walking; myopathic-like movements (at sitting up or getting up); inability to climb stairs; distinct difficulty in lifting the arms; quick and definite decrease in grasp.
4	Serious and permanent disability in walking; inability to get up alone; permanent supporting of the head; weakness of trunk muscles; lack of grasp.
5	Inability to walk or to stand; grave and permanent weakness of arms and hands, inability to grasp or to hold; self-sufficiency is impossible ("total disability state").
V.	Respiratory function
0	Normal
1	Mild periodical dyspnea (at tiredness only); ventilatory deficit at climbing stairs.
2	Permanent mild tachypnea; dyspnea while working (X); mild disability to discharge excretion and to cough.
3	Constant or long-lasting ventilatory deficit (hypoxia); definite dyspnea even on light working; symptoms of forced function of the assistant respiratory muscles (intercostal retraction, Harrison-sulcus, movement of wings ot the nose, tension of cervical muscles, forced abdominal muscle function); grave disability to discharge, to expectorate and to cough.
4	Serious and permanent dyspnea, tachypnea, cyanosis (grave oxygen-deficit); hypocrisis, precrisis; eventual apnea at any effort; inability to cough, to discharge excretion.
5	Myasthenic (cholinergic or oscillating) crisis: apnea (artificial respiration is necessary).
VI.	Other functions
0	Normal
1	Pseudomasthenia-like periodical exhaustion; disability to concentrate attention (X).
2	Definite psychic fatigue.
3	Serious and permanent psychic fatigue, disability to pursue intellectual activity; periodical difficulty in micturition and/or defecation (weakness of abdominal press).
4	Grave psychic inactivity, inabilitiy to pursue any intellectual activity; symptoms of sensitive-paranoid character; pathological reactions of the personality (asthenic, sthenic reactions, querulantia, discharge reaction, coenaesthesia, depression, hysteric symtom-augmentation, etc.); pathological change of the personality (hypochondriac, meticulous, psychasthenic development of the personality).
5	Intellectual or emotional stupor; apathia, negativism; inability of the evacuation functions.

Tab. 8.5: Disability Status Scale für die Myasthenie nach SZOBOR.

	Klinisches Bewertungssystem für die Myasthenie nach MERTENS			
	Allgemeine Kriterien	Augen	faziopharyngeale Muskelschwäche	generalisierte Muskelschwäche
100 %	fast vollständige Paralyse	Ophthalmoplegia externa, komplette Ptose	Schluckunvermögen, Sondenernährung, unverständliche Sprache, Amimie, keine Kaubewegungen	Bettlägerig, bewegungsunfähig, Ateminsuffizienz,
80%	sehr schwere Lähmung, rasche Erschöpfbarkeit	minimale Augenbewegungen, Ptose verdeckt die Pupille	schwere Schluckstörung, Breikost, evtl. Sondenernährung, schlecht verständliche Sprache, Zunge kaum beweglich, Unterkiefer hängt meist herunter	nur wenige Schritte möglich, geringe Armhebung, Treppensteigen unmöglich, Kopf kann nur mühsam gehalten werden
60 %	mittelschwere Lähmung, schwere Leistungseinschränkung	Augenbewegungen bis maximal 30° aus der Mittelstellung nach allen Richtungen, Sehbehinderung durch Ptose	häufiges Verschlucken, Zunge bis Zahnreihe vorgestreckt, verwaschene Sprache, schlaffes Gesicht	kleine Spaziergänge möglich, Aufrichten aus dem Liegen, Sitzen und aus der Hocke nur mit Armhilfe, Treppensteigen: Wenige Stufen, Armbewegung bis zur Horizontalen
40 %	mäßige Muskelschwäche mit stark eingeschränkter Arbeitsfähigkeit	nur einzelne Augenmuskeln stärker paretisch, selten Sehbehinderung durch Ptose	Schlucken fester Speisen, strengt an, Zunge bis Lippenmitte vorgestreckt, leichte Ermüdbarkeit beim Kauen	Kniebeuge und Stuhlsteigen möglich, Armhebung über die Horizontale (Kämmen)
20 %	leichte Muskelschwäche mit mäßig eingeschränkter Arbeitsfähigkeit	Doppelbilder in Endstellung bzw. leichte Parese nur einzelner Augenmuskeln, unvollständige Lidhebung	Ermüdbarkeit beim Sprechen und Schlucken, angedeutete Facies myopathica	leichte allgemeine Ermüdbarkeit, Ausfälle nur einzelner Muskelgruppen, Arme kräftig über den Kopf gehoben (Wäscheaufhängen)
0 %	keine Paresen, volle Arbeitsfähigkeit			

Tab. 8.6: Klinisches Bewertungssystem für die Myasthenie nach MERTENS.

Literatur

9. Literatur

AARLI JA (1997) Late onset myasthenia gravis. *Europ J Neurol*, **4**, 203-209.

AARLI JA (1999) Late-onset myasthenia gravis - A changing scene. *Arch Neurol*, **56**, 25-27.

ADAMS C, THEODORESCU D, MURPHY G, SHANDLING B (1990) Thymectomy in juvenile myasthenia gravis. *J Child Neurol*, **5**, 215-219.

AGIUS MA, RICHMAN DP (1986) Suppression of development of experimental autoimmune myasthenia gravis with isogeneic monoclonal anti-idiotopic antibody. *J Immunol*, **137**, 2195-2198.

AHLBERG R, YI Q, PISKANEN R, MATELL G, SWERUP C, RIEBER P et al. (1993) Clinical improvement of myasthenia gravis by treatment with a chimeric anti-CD4 monoclonal antibody. *Ann N Y Acad Sci*, **681**, 552-555.

AHUJA GK, VERMA A, GHOSH P, NAGARAJ MN (1980) Stapedius reflexometry. A diagnostic test for myasthenia. *J Neurol Sci*, **46**, 311-323.

ALBERS JW, ZIMNOWODZKI S, LOWREY CM, MILLER B (1983) Juvenile progressive bulbar palsy. Clinical and electrodiagnostic findings. *Arch Neurol*, **40**, 351-353.

AMINO A, SHIOZAWA Z, NAGASAKA T, SHINDO K, OHASHI K, TSUNODA S et al. (1998) Sleep apnoea in well-controlled myasthenia gravis and the effect of thymectomy. *J Neurol*, **245**, 77-80.

ANDERSSON UG, BJORK L, SKANSEN-SAPHIR U, ANDERSSON JP (1993) Down-regulation of cytokine production and interleukin-2 receptor expression by pooled human IgG. *Immunology*, **79**, 211-216.

ANDREWS PI, MASSEY JM, SANDERS DB (1993) Acetylcholine receptor antibodies in juvenile myasthenia gravis. *Neurology*, **43**, 977-982.

ANDREWS PI, MASSEY JM, HOWARD JFJR, SANDERS DB (1994) Race, sex, and puberty influence onset, severity, and outcome in juvenile myasthenia gravis. *Neurology*, **44**, 1208-1214.

ANTONINI G, MORINO S, GRAGNANI F et al. (1996) Myasthenia in the elderly - a hospital based study. *Acta Neurol Scand*, **93**, 260-262.

ANTOZZI C, GEMMA M, REGI B, BERTA E, CONFALONIERI P, PELUCHETTI D et al. (1991) A short plasma exchange protocol is effective in severe myasthenia gravis. *J Neurol*, **238**, 103-107.

ARGOV Z, WIRGUIN I (1994) Drugs and the neuromuscular junction: Pharmacotherapy of transmission disorders and drug-induced myasthenic syndromes. In:

Handbook of Myasthenia Gravis and Myasthenic Syndromes Hrsg.: LISAK RP. New York Basel Hong Kong: Marcel Dekker, 295-319.

ARSURA E, BRUNNER NG, NAMBA T, GROB D (1985) High-dose intravenous methylprednisolone in myasthenia gravis. *Arch Neurol*, **42**, 1149-1153.

ARSURA EL, BICK A, BRUNNER NG, NAMBA T, GROB D (1986) High-dose intravenous immunoglobulin in the management of myasthenia gravis. *Arch Intern Med*, **146**, 1365-1368.

ARSURA EL, BICK A, BRUNNER NG, GROB D (1988) Effects of repeated doses of intravenous immunoglobulin in myasthenia gravis. *Am J Med Sci*, **295**, 438-443.

ASHOUR M (1995) Prevalence of ectopic thymic tissue in myasthenia gravis and its clinical significance. *J Thorac Cardiovasc Surg*, **109**, 632-635.

BALLOW M, WHITE W, DESBONNET C (1989) Modulation of in vitro synthesis of immunoglobulin and the induction of suppressor activity by therapy with intravenous immune globulin. *J Allergy Clin Immunol*, **84**, 595-601.

BALZEREIT F (1977) Rehabilitation. In: *Myasthenia gravis* Hrsg.: HERTEL G, MERTENS HG, RICKER K und SCHIMRIGK K. Stuttgart: Thieme, 191-192.

BALZEREIT F, SPENGLER B (1984) Der Myastheniekranke und seine soziale Situation. *Med Welt*, **35**, 722-727.

BALZEREIT F, FATEH-MOGHADAM A, BESINGER UA, GEURSEN RG (1986) Myasthenia gravis: Humorale Diagnostik und Therapie einer Autoimmunkrankheit. *Münch Med Wochenschr*, **128**, 654-657.

BARBIERI S, WEISS GM, DAUBE JR (1982) Fibrillation potentials in myasthenia gravis. *Muscle Nerve*, **5**, S50.

BARTEL PR, LOTZ BP (1995) Neuropsychological test performance and affect in myasthenia gravis. *Acta Neurol Scand*, **91**, 266-270.

BATOCCHI AP, MAJOLINI L, EVOLI A, LINO MM, MINISCI C, TONALI P (1999) Course and treatment of myasthenia gravis during pregnancy. *Neurology*, **52**, 447-452.

BAUMANN I, JAHN HD, LAUBE I (1993) Entwicklung konditioneller Fähigkeiten bei Myastheniepatienten durch Bewegungstherapie. In: *Sportmedizin: Gestern - Heute - Morgen* Hrsg.: TITTEL K und HOLLMANN W. Leipzig: JA Barth, 283-285.

BAUMGARTNER RW, WAESPE W (1991) Therapie der Myasthenia gravis pseudoparalytica. *Dtsch Med Wochenschr,* **116**, 148-154.

BEEKMAN R, KUKS JB, OOSTERHUIS HJ (1997) Myasthenia gravis: diagnosis and follow-up of 100 consecutive patients. *J Neurol,* **244**, 112-118.

BEGHI E, ANTOZZI C, BATOCCHI AP, CORNELIO F, COSI V, EVOLI A et al. (1990) Prognosis of myasthenia gravis: a multicenter follow-up study of 844 patients. *J Neurol Sci,* **106**, 213-220.

BERGAMINI L, COCITO D, DURELLI L, QUATTROCOLO G (1983) Opinions about plasma exchange and associated treatments in the therapy of myasthenia gravis [letter]. *Muscle Nerve,* **6**, 457-458.

BERGOFFEN J, ZMIJEWSKI CM, FISCHBECK KH (1994) Familial autoimmune myasthenia gravis. *Neurology,* **44**, 551-554.

BERNARD C (1856) Analyse physiologique des propriétés des systèmes musculaire et nerveux au moyen du curare. *C R Acad Sci (Paris),* **43**, 825.

BERNING T, KRUMMENERL T, GLASER J, PAULUS H, VAN HUSEN N (1988) Immunoadsorption - eine neue Therapie der Myasthenia gravis. *Med Klin,* **83**, 125-128.

BERROUSCHOT J, BAUMANN I, KALISCHEWSKI P, STERKER M, SCHNEIDER D (1997) Therapy of myasthenic crisis. *Crit Care Med,* **25**, 1228-1235.

BESINGER UA, TOYKA KV, HEININGER K, FATEH-MOGHADAM A, SCHUMM F, SANDEL P et al. (1981) Long-term correlation of clinical course and acetylcholine receptor antibody in patients with myasthenia gravis. *Ann N Y Acad Sci,* **377**.

BESINGER UA, TOYKA KV, HÖMBERG M, HEININGER K, HOHLFELD R, FATEH-MOGHADAM A (1983) Myasthenia gravis: Long-term correlation of binding and bungarotoxin blocking antibodies against acetylcholine receptors with changes in disease severity. *Neurology,* **33**, 1316-1321.

BEUTEL M (1987) Spezifische und generelle Aspekte der Verarbeitung chronischer Erkrankungen. In: KÄCHELE H, STEFFENS W [Hrsg.] *Bewältigung und Abwehr*. Springer, Berlin, Heidelberg, New York.

BINIEK R, HUMPKE T, TOPPER R (1994) Heimbeatmung bei neurologischen Erkrankungen. Umfrage bei 62 Patienten. *Nervenarzt,* **65**, 536-541.

BLALOCK A, MASON MF, MORGAN HT, RIVENS SS (1939) Treatment of myasthenia gravis by removal of the thymus gland, preliminary report. *JAMA* **117**, 1529-1533.

BLASCZYK R, WESTHOFF U, GROSSE-WILDE H (1993) Soluble CD4, CD8, and HLA molecules in commercial immunoglobulin preparations. *Lancet,* **341**, 789-790.

BLATTNER R, KÖHLER W, JANZEN RWC (1998) Umfrage zur Praxis der Thymektomie bei Myasthenia gravis. *Akt Neurol* **25 Suppl. 2**, 77-79.

BOCKELBRINK A (1991) Therapie der progredienten Ateminsuffizienz bei neuromuskulären Erkrankungen. *Therapiewoche,* **41**, 1792-1797.

BODIS L, SZUPERA Z, PIERANTOZZI M, BANDINI F, SAS K, KOVACS L et al. (1998) Neurological complications of pregnancy. *J Neurol Sci,* **153**, 279-293.

BONIFATI DM, ANGELINI C (1997) Long-term cyclosporine treatment in a group of severe myasthenia gravis patients. *J Neurol,* **244**, 542-547.

BOUDIER J-L, LETREUT T, JOVER E (1992) Autoradiographic localization of voltage-sensitive channels on the mouse neuromuscular junction using ^{125}I-α scorpion toxin. II. Sodium channel distribution on postsynaptic membranes. *J Neurosci,* **12**, 454-466.

BREUL P, ZIERZ S, JERUSALEM F (1993) Therapie der Myasthenia gravis. *Akt Neurol,* **20**, 187-195.

BREYER-PFAFF U, MAIER U, BRINKMANN AM, SCHUMM F (1985) Pyridostigmine kinetics in healthy subjects and patients with myasthenia gravis. *Clin Pharmacol Ther,* **37**, 495-501.

BRIL V, KOJIC J, DHANANI A (1998) The long-term clinical outcome of myasthenia gravis in patients with thymoma. *Neurology,* **51**, 1198-1200.

BROMBERG MB, WALD JJ, FORSHEW DA, FELDMAN EL, ALBERS JW (1997) Randomized trial of azathioprine or prednisone for initial immunosuppressive treatment of myasthenia gravis. *J Neurol Sci,* **150**, 59-62.

BROWN GL (1936) Reactions of the normal mammalian muscle to acetylcholine and to eserine. *J Physiol (Lond),* **134**, 264-277.

BROX AG, COURNOYER D, STERNBACH M, SPURLL G (1987) Hemolytic anemia following intravenous gamma globulin administration. *Am J Med,* **82**, 633-635.

BUCKA C, KÖHLER W, HERTEL G, VOIGT W, BENNHOLD I, SCHIMRIGK K et al. (1993) Immunadsorption bei Myasthenia gravis. Wirkungsweise, immunologische Parameter und klinischer Verlauf. *Akt Neurol,* **20**, 207-213.

BUFLER J, PITZ R, CZEP M, WICK M, FRANKE C (1998) Purified IgG from seropositive and seronegative patients with myasthenia gravis reversibly blocks currents through nicotinic acetylcholine receptor channels. *Ann Neurol,* **43**, 458-464.

BUNDEY S (1972) A genetic study of infantile and juvenile myasthenia gravis. *J Neurol Neurosurg Psychiatry,* **35**, 41-51.

BURKE ME (1993) Myasthenia gravis and pregnancy. *J Perinatal Neonatal Nurs,* **7**, 11-21.

BUSCH C, MACHENS A, PICHLMEIER U, EMSKOTTER T, IZBICKI JR (1996) Long-term outcome and quality of life after thymectomy for myasthenia gravis. *Ann Surg,* **224**, 225-32.

BUZZARD EF (1905) The clinical history and postmortem examination of five cases of myasthenia gravis. *Brain,* **28**, 438-483.

CAMPBELL WW, JR., LESHNER RT, SWIFT TR (1980) Plasma exchange in myasthenia gravis: electrophysiological studies. *Ann Neurol,* **8**, 584-589.

CAMPELL H, BRAMWELL E (1900) Myasthenia gravis. *Brain,* **23**, 277-336.

CHARLTON B, SCHINDHELM K, FARRELL PC (1985) Extracorporal antibody removal effect on antibody kinetics. *ASAIO-Trans,* **31**, 711-715.

CHERINGTON M (1974) Botulism: 10-years expierence. *Arch Neurol,* **30**, 432-437.

CHIU H-C, VINCENT A, NEWSOM-DAVIS J, HSIEH K-H, HUNG T-P (1987) Myasthenia gravis: Population differences in disease expression and acetylcholine receptor antibody titers between Chinese and Caucasians. *Neurology,* **37**, 1854-1857.

CHRISTENSEN PB, JENSEN TS, TSIROPOULOS I, SØRENSEN T, KJÆR M, HØJER-PEDERSEN E et al. (1995) Associated autoimmune diseases in myasthenia gravis. A population-based study. *Acta Neurol Scand,* **91**, 192-195.

COGAN DG (1965) Myasthenia gravis: A review of the disease and a description of lid twitch as a characteristic sign. *Arch Ophthalmol,* **74**, 217-221.

COHEN MS, YOUNGER D (1981) Aspects of the natural history of myasthenia gravis: crisis and death. *Ann N Y Acad Sci,* **377**, 670-677.

COMPSTON DAS, VINCENT A, NEWSOM-DAVIS J, BATECHELOR JR (1980) Clinical, pathological, HLA antigen and immunological evidence for disease heterogeneity in myasthenia gravis. *Brain,* **103**, 579-601.

CONFAVREUX C, SADDIER P, GRIMAUD J, MOREAU T, ADELEINE P, AIMARD G (1996) Risk of cancer from azathioprine therapy in multiple sclerosis: a case control study. *Neurology,* **46**, 1607-1612.

CONOMY JP, LEVINSOHN M, FANAROFF A (1975) Familial infantile myasthenia gravis: a cause of sudden death in young children. *J Pediatr,* **87**, 428-430.

CONSTANTINESCU CS, CHANG AP, MCCLUSKEY LF (1993) Recurrent migraine and intravenous immune globulin therapy [letter]. *N Engl J Med,* **329**, 583-584.

COSI V, LOMBARDI M, PICCOLO G, ERBETTA A (1991) Treatment of myasthenia gravis with high-dose intravenous immunoglobulin. *Acta Neurol Scand,* **84**, 81-4.

DALAKAS MC (1994) High-dose intravenous immunoglobulin and serum viscosity: risk of precipitating thromboembolic events. *Neurology,* **44**, 223-226.

DALE HH (1936) Transmission of nervous effects by acetylcholine. *Harvey Lect,* **32**, 229.

DAU PC, LINDSTROM JM, CASSEL CK, DENYS EH, SHEV EE, SPITLER LE (1977) Plasmapheresis and immunosuppressive drug therapy in myasthenia gravis. *N Engl J Med,* **297**, 1134-1140.

DE BAETS MH, OOSTERHUIS HJGH (1993) Myasthenia gravis. CRC Press Boca Raton.

DENGLER R (1996) Das Elektromyogramm bei Serienreizung. In: *Elektromyographie-Atlas. Praktisches Vorgehen und sichere Befundbewertung* Hrsg.: HOPF HC, DENGLER R und RÖDER R. Stuttgart NewYork: Thieme, 124-129.

DENYS EH, NORRIS FHJR (1979) Amyotrophic lateral sclerosis. Impairment of neuromuscular transmission. *Arch Neurol,* **36**, 202-205.

DESMEDT JE, BORENSTEIN S (1977) Double-step nerve stimulation test for myasthenic block: Sensitization of postactivation exhaustion by ischemia. *Ann Neurol,* **1**, 55-64.

DEUTSCHE GESELLSCHAFT FÜR PNEUMONOLOGIE (1994) Richtlinien zur Indikation und Durchführung der intermittierenden Selbstbeatmung. *Pneumonologie,* **48**, 331-333.

DEVATHASAN (1984) High-dose intravenous gammaglobulin for myasthenia gravis [letter]. *Lancet,* **2**, 809-810.

DINGER J, PRAGER B (1993) Arthrogryposis multiplex in a newborn of a myasthenic mother - case report and literature. *Neuromuscul Disord,* **3**, 335-339.

DIRR LY, DONOFRIO PD, PATTON JF, TROOST BT (1989) A false-positive edrophonium test in a patient with brainstem glioma. *Neurology,* **39**, 865-867.

DOERING 5, HENZE T, SCHUSSLER G (1993) Coping with myasthenia gravis and implications for psychotherapy. *Arch Neurol,* **50**, 617-620.

DONALDSON DH, ANSHER M, HORAN S, RUTHERFORD RB, RINGEL SP (1990) The relationship of age to outcome in myasthenia gravis. *Neurology,* **40**, 786-790.

DONAT JFG, DONAT JR, LENNON VA (1981) Exchange transfusion in neonatal myasthenia gravis. *Neurology,* **31**, 911-912.

DONGER C, KREJCI E, SERRADELL AP, EYMARD B, BON S, NICOLE S et al. (1998) Mutation in the human acetylcholinesterase-associated collagen gene, COLQ, is responsible for congenital myasthenic syndrome with end-plate acetylcholinesterase deficiency (type Ic). *Am J Hum Genet,* **63**, 967-975.

DRACHMAN DB (1994) Myasthenia gravis. *N Engl J Med,* **330**, 1797-1810.

DRESCHFELD J (1893) On a case of polioencephalomyelitis without any anatomical lesions. *Br Med J,* **II**, 176-177.

DUHEM C, DICATO MA, RIES F (1994) Side-effects of intravenous immune globulins. *Clin Exp Immunol,* **97 Suppl 1**, 79-83.

DURELLI L, COCITO D, BERGAMINI L (1983) Rapid improvement of myasthenia gravis after plasma exchange? [letter]. *Ann Neurol,* **13**, 220-221.

DWYER JM (1992) Manipulating the immune system with immune globulin. *N Engl J Med,* **326**, 107-116.

EDGEWORTH H (1933) The effect of ephedrine in the treatment of myasthenia gravis, second report. *JAMA,* **100**, 1401-1402.

EISENLOHR C. (1887) Ein Fall von Ophthalmoplegia externa progressiva und finaler Bulbärparalyse mit negativem Sektionsbefund. *Neurol Zbl,* **6**, 337-341, 361-365.

ELLIOT TR (1904) On the action of adrenalin. *J Physiol Lond,* **31**, 20-21.

ELMQVIST D, HOFMANN WW, KUGELBERG J, QUASTEL DMJ (1964) An electrophysiological investigation of neuromuscular transmission in myasthenia gravis. *J Physiol Lond,* **174**, 417-437.

ENDLER S (1998) Basistherapie der Myasthenie - Kortikosteroide. *Akt Neurol,* **25, Suppl. 2**, 46-47.

ENGEL AG, SANTA T (1971) Histometric analysis of the ultrastructure of the neuromuscular junction in myasthenia gravis and in the myasthenic syndrome. *Ann N Y Acad Sci,* **183**, 46-63.

ENGEL AG, LAMBERT EH, SANTA T (1973) Study of long-term anticholinesterase therapy. Effects on neuromuscular transmission and on motor end-plate fine structure. *Neurology,* **23**, 1273-1281.

ENGEL AG, LAMBERT EH, MULDER DM, TORRES CF, SAHASHI K, BERTORINI TE et al. (1982) A newly recognized congenital myasthenic syndrome attributed to a prolonged open time of the acetylcholine-induced ion channel. *Ann Neurol,* **11**, 553-569.

ENGEL AG (1993) The investigation of congenital myasthenic syndromes. *Ann N Y Acad Sci,* **681**, 425-434.

ENGEL AG (1994a) Congenital myasthenic syndromes. *Neurol Clin,* **12**, 401-437.

ENGEL AG (1994b) Myasthenic syndromes. In: *Myology* Hrsg.: ENGEL AG und FRANZINI-ARMSTRONG C. New York: McGraw-Hill, 1798-1835.

ENGEL AG (1999) *Myasthenia gravis and myasthenic syndromes.* New York Oxford: Oxford University Press.

ENGEL AG, OHNO K, SINE SM (1999) Congenital myasthenic syndromes. *Arch Neurol,* **56**, 163-167.

ERB HW (1879) Zur Casuistik der bulbären Lähmungen. *Arch Psychiatr Nervenkr,* **9**, 336-350.

EVOLI A, PALMISANI MT, BARTOCCIONI E, PADUA L, TONALI P (1993) High-dose intravenous immunoglobulin in myasthenia gravis. *Ital J Neurol Sci,* **14**, 233-237.

FATEH-MOGHADAM A, WICK M, BESINGER U, GEURSEN RG (1984) High-dose intravenous gamma-globulin for myasthenia gravis [letter]. *Lancet,* **1**, 848-849.

FELDBERG W, GADDUM JH (1933) The chemical transmitter at synapses in a sympathetic ganglion. *J Physiol Lond,* **80**, 12-13.

FELTON BJ, REVENSON TA, HINRICHSEN GA (1984) Stress and coping in the explanation of psychological adjustment among chronically ill adults. *Soc Sci Med,* **18**, 889-898.

FERRERO B, DURELLI L, CAVALLO R, DUTTO A, AIMO G, PECCHIO F et al. (1993) Therapies for exacerbation of myasthenia gravis. The mechanism of action of intravenous high-dose immunoglobulin G. *Ann N Y Acad Sci,* **681**, 563-566.

FINN R, COATES PM (1977) Plasma exchange in myasthenia gravis [letter]. *Lancet,* **1**, 190-191.

FLEISCHER E, SCHUMM F (1994) Behandlung der generaliesierten Myasthenie mit hochdosiertem Immunglobulin. *Akt Neurol,* **21**, 127-130.

FLUCHER BE, DANIELS MP (1989) Distribution of Na^+ channels and ankyrin in neuromuscular junctions is complementary to that of acetylcholine receptors and the 43 kd protein. *Neuron,* **3**, 163-175.

FONSECA V, HAVARD CW (1990) The natural course of myasthenia gravis. *Br Med J,* **300**, 1409-1410.

FUKAI I, FUNATO Y, MIZUNO T, HASHIMOTO T, MASAOKA A (1991) Distribution of thymic tissue in the mediastinal adipose tissue. *J Thorac Cardiovasc Surg,* **101**, 1099-1102.

GAJDOS P, QUTIN HD, MOREL E, RAPHAEL JC, GOULON M (1987) High-dose intravenous gamma globulin for myasthenia gravis: an alternative to plasma exchange? *Ann N Y Acad Sci,* **505**, 842-844.

GAJDOS P, CHEVRET S, CLAIR B, TRANCHANT C, CHASTANG C (1997) Clinical trial of plasma exchange and high-dose intravenous immunoglobulin in myasthenia gravis. Myasthenia Gravis Clinical Study Group. *Ann Neurol,* **41**, 789-796.

GAMONDES JP, BALAWI A, GREENLAND T, ADLEINE P, MORNEX JF, ZHANG J et al. (1991) Seventeen years of surgical treatment of thymoma: factors influencing survival. *Eur J Cardiothorac Surg,* **5**, 124-131.

GARLEPP MJ, KAY PH, DAWKINS RL (1982) The diagnostic significance of autoantibodies to the acetyl choline receptor in primary biliary cirrhosis. *J Neuroimmunol,* **3**, 337-350.

GARLEPP MJ, DAWKINS RL, CHRISTIANSEN FT (1983) HLA-antigens and acetylcholine receptor antibodies in penicillamine induced myasthenia gravis. *Br Med J,* **286**, 338-340.

GAUTEL M, LAKEY A, BARLOW DP, HOLMES Z, SCALES S, LEONARD K et al. (1993) Titin antibodies in myasthenia gravis: Identification of a major immunogenic region of titin. *Neurology,* **43**, 1581-1585.

GELLERT K (1998) Die thorakoskopische Thymektomie. *Akt Neurol,* **25, Suppl. 2,** S70-S72.

GENKINS G, KORNFELD P, PAPATESTAS AE, BENDER AN, MATTA RJ (1987) Clinical experience in more than 2000 patients with myasthenia gravis. *Ann N Y Acad Sci,* **505**, 500-513.

GENKINS G, SIVAK M, TARTTER PI (1993) Treatment strategies in myasthenia gravis. *Ann N Y Acad Sci,* **681**, 603-608.

GERLI R, PAGANELLI R, COSSARIZZA A, MUSCAT C, PICCOLO G, BARBIERI D, et al (1999) Long-term immunologic effects of thymectomy in patients with myasthenia gravis. *J Allerg Clin Immunol,* **103**, 865-872.

GIBSON TC (1975) The heart in myasthenia gravis. *Am Heart J,* **90**, 389-396.

GLENNERSTER A, PALACE J, WARBURTON D, OXBURY S, NEWSOM-DAVIS J (1996) Memory in myasthenia gravis: Neuropsychological test of central cholinergic function before and after effective immunologic treatment. *Neurology,* **46**, 1138-1142.

GLÜCKER H, NIX WA, WILLENBERG H, HOFFMANN SO (1998) Zur Krankheitsverarbeitung bei Myasthenia gravis im Vergleich mit anderen chronischen neuromuskulären Erkrankungen. *Nervenarzt,* **69**, 858-863

GOLDFLAM S (1893) Ueber einen scheinbar heilbaren bulbärparalytischen Symptomencomplex mit Beteiligung der Extremitäten. *Dtsch Z Nervenheik,* **4**, 312-352.

GOMEZ CM, MASELLI R, GUNDECK JE, CHAO M, DAY JW, TAMMIZU S et al. (1997) Slow-channel transgenic mice: A model of postsynaptic organellar degeneration at the neuromuscular junction. *J Neurosci,* **17**, 4170-4179.

GORELICK PB, ROSENBERG M, PAGANO RJ (1981) Enhanced ptosis in myasthenia. *Arch Neurol,* **38**, 531.

GRACEY DR, DIVERTIE MB, HOWARD FM, JR. (1983) Mechanical ventilation for respiratory failure in myasthenia gravis. Two-year experience with 22 patients. *Mayo Clin Proc,* **58**, 597-602.

GRISWALD WR, NELSON DP (1984) Computer simulation of plasma exchange therapy in autoimmune disease. *Int J Bio-Medical Computing,* **15**, 151-158.

GROB D, BRUNNER NG, NAMBA T (1981) The natural course of myasthenia gravis and effect of therapeutic measures. *Ann N Y Acad Sci,* **377**, 652-669.

GROB D, ARSURA EL, BRUNNER NG, NAMBA T (1987) The course of myasthenia gravis and therapies affecting outcome. *Ann N Y Acad Sci,* **505**, 472-499.

GROB D, SIMPSON D, MITSUMOTO H, HOCH B, MOKHTARIAN F, BENDER A et al. (1995) Treatment of myasthenia gravis by immunoadsorption of plasma. *Neurology,* **45**, 338-344.

HAHN D (1998) Myasthenia gravis - Radiologische Diagnostik. *Akt Neurol,* **25**, 37-38.

HAMMAR JA (1932) Die norm. morph. Thymusforschung im letzten Vierteljahrhundert. *Verh Anatom Ges (Jena),* **41**, 234.

HARDELL LI, LINDSTRÖM B, LONNERHOM G, OSTERMAN PO (1982) Pyridostigmine in human breast milk. *Br J Clin Pharmcol,* **14**, 565-567.

HARPER CM, ENGEL AG (1998) Quinidine sulfate therapy for the slow-channel congenital myasthenic syndrome. *Ann Neurol,* **43**, 480-484.

HARVEY AM, MASLAND RL (1941) A method for the study of neuromuscular transmission in human subjects. *Bull Johns Hopk Hosp,* **68**, 1-13.

HAUSER RA, MALEK AR, ROSEN R (1998) Successful treatment of a patient with severe refractory myasthenia gravis using mycophenolate mofetil. *Neurology,* **51**, 912-913.

HEININGER K, EDLER C, TOYKA KV (1984) α-Fetoprotein and neonatal transient myasthenia gravis. *Neurology,* **34**, 403-404.

HEININGER K, HARTUNG HP, TOYKA KV, GACZKOWSKI A, BOMBERG H (1987) Therapeutic plasma exchange in myasthenia gravis: semiselective adsorption of anti-AchR autoantibodies with tryptophane-linked polyvinylalcohol gels. *Ann N Y Acad Sci,* **505**, 898-900.

HERTEL G, RICKER K, SCHUMM F, FUCHS P (1977) Begleitkrankheiten der Myasthenie. In: *Myasthenia gravis und andere Störungen der neuromuskulären Synapse* Hrsg.: HERTEL G, MERTENS HG, RICKER K und SCHIMRIGK K. Stuttgart: Thieme, 127-132.

HERTEL G, RICKER K, HIRSCH A (1977) The regional curare test in myasthenia gravis. *J Neurol,* **214**, 257-265.

HEYMAN B (1990) The immune complex: possible ways of regulating the antibody response. *Immunol Today,* **11**, 310-313.

HOHLFELD R, STERZ R, PEPER K (1981) Prejunctional effects of anticholinesterase drugs at the endplate: mediated by presynaptic acetylcholine receptors or by postsynatic potassium efflux? *Pflügers Arch,* **391**, 213-218.

HOHLFELD R, TOYKA KV, BESINGER UA, GERHOLD B, HEININGER K (1985) Myasthenia gravis: Reactivation of clinical disease and of autoimmune factors after discontinuation of long-term azathioprine. *Ann Neurol,* **17**, 238-242.

HOHLFELD R, MICHELS M, HEININGER K, BESINGER U, TOYKA KV (1988) Azathioprine toxicity during long-term immunsuppression of generalized myasthenia gravis. *Neurology,* **38**, 258-261.

HOHLFELD R, WEKERLE H (1994) The thymus in myasthenia gravis. *Neurol Clin,* **12**, 331-342.

HOHLFELD R, MELMS A, TOYKA KV, DRACHMAN DB (1996) Therapy for myasthenia gravis and myasthenic syndromes. In: *Neurological Disorders: Course and Treatment* Hrsg.: BRANDT T, CAPLAN LR und DICHGANS J. London: Academic Press, 947-964.

HOLMES G (1923) Ohne Titel (Diskussionsbeitrag) *Brain,* **46**, 239.

HOPPE HH (1892) Ein Beitrag zur Kenntnis der Bulbärparalyse. *Berl Klin Wschr,* **29**, 332-336.

HOSOKAWA S, OYAMAGUCHI A, YOSHIDA O (1991) Trace elements and plasmapheresis. *Int J Artif Organs,* **14**, 242-245.

HOWARD FMJR, LENNON VA, FINLEY J, MATSUMOTO J, ELVEBACK LR (1987) Clinical correlations of antibodies that bind, block, or modulate human acetylcholine receptors in myasthenia gravis. *Ann N Y Acad Sci,* **505**, 526-538.

HÖLIG G (1999) Möglichkeiten der Sporttherapie bei der Rehabilitation von Patienten mit Myasthenia gravis pseudoparalytica. Diplomarbeit Universität Leipzig.

HUESTIS DW (1983) Mortality in therapeutic haemapheresis [letter]. *Lancet,* **1**, 1043.

IBARS IB, PONSETI J, ESPANOL T, MATIAS-GUIU J, CODINA-PUIGGROS A (1987) High-dose intravenous gamma-globulin therapy for myasthenia gravis [letter]. *J Neurol,* **234**, 363.

IJICHI T, ADACHI Y, NISHIO A, KANAITSUKA T, OHTOMO T, NAKAMURA M (1995) Myasthenia gravis, acute transverse myelitis, and HTLV-I. *J Neurol Sci,* **133**, 194-196.

IMBACH P, BARANDUN S, D'APUZZO V, BAUMGARTNER C, HIRT A, MORELL A et al. (1981) High-dose intravenous gammaglobulin for idiopathic thrombocytopenic purpura in childhood. *Lancet,* **1**, 1228-1231.

IPOOLITI G, COSI V, PICCOLO G, LOMBARDI M, MANTEGAZ R (1984) High-dose intravenous gammaglobulin for myasthenia gravis. *Lancet,* **II**, 809.

IWASAKI Y, KINOSHITA M, IKEDA K, SHIOJIMA T, KURIHARA T (1993) Neuropsychological function before and after plasma exchange in myasthenia gravis. *J Neurol Sci,* **114**, 223-226.

IWASAKI Y, KINOSHITA M, IKEDA K, TAKAMIYA K (1989) Cognition in myasthenia. *Neurology,* **39**, 1002.

JARETZKI A, III, PENN AS, YOUNGER DS, WOLFF M, OLARTE MR, LOVELACE RE et al. (1988) "Maximal" thymectomy for myasthenia gravis. Results. *J Thorac Cardiovasc Surg,* **95**, 747-757.

JEFFERIS R, POUND J, LUND J, GOODALL M (1994) Effector mechanisms activated by human IgG subclass antibodies: clinical and molecular aspects. Review article. *Ann Biol Clin (Paris),* **52**, 57-65.

JERUSALEM F, ZIERZ S (1991) Muskelerkrankungen. Klinik - Therapie - Pathologie. Stuttgart NewYork: Thieme, 2. Aufl.

JOHNS TR, CROWLEY WJ, MILLER JQ, CAMPA JF (1971) The syndrome of myasthenia and polymyositis with comments to therapy. *Ann N Y Acad Sci,* **183**, 64-71.

JOLLY F (1895) Ueber Myasthenia gravis pseudoparalytica. *Berl Klin Wschr,* **32**, 1-7.

KAGOTANI K, MONDEN Y, NAKAHARA K, NANJO S, FUJII Y, KITAGAWA Y et al. (1984) [Study on 17 cases with metastasizing thymoma]. *Nippon Kyobu Geka Gakkai Zasshi,* **32**, 1812-1817.

KALISCHEWSKI P, HÖLIG G (1999) Effects of sport therapy at myasthenia gravis. *Clin Neurophysiol,* **110**.

KAMINSKI HJ, MAAS E, SPIEGEL P, RUFF RL (1990) Why are eye muscles frequently involved in myasthenia gravis? *Neurology*, **40**, 1663-1669.

KAMINSKI HJ, KUSNER LL, NASH KV, RUFF RL (1995) The γ-subunit of the acetylcholine receptor is not expressed in the levator palpebrae superioris. *Neurology*, **45**, 516-518.

KAMOLVARIN N, HEMACHUDHA T, ONGPIPAT-TANAKUL B, PHANUPHAK P, VIDDAYAKORN P, SUEBLINVONG T (1989) Plasma C3c changes in myasthenia gravis patients receiving high-dose intravenous immunoglobulin during crisis. *Acta Neurol Scand,* **80**, 324-326.

KARACHUNSKI PI, OSTLIE NS, OKITA DK, CONTIFINE BM (1997) Prevention of experimental myasthenia gravis by nasal administration of synthetic acetylcholine receptor T epitope sequences. *J Clin Invest,* **100**, 3027-3035.

KATZ JS, WOLFE GI, BRYAN WW, TINTNER R, BAROHN RJ (1998) Acetylcholine receptor antibodies in the Lambert-Eaton myasthenic syndrome. *Neurology,* **50**, 470-475.

KEANE JR (1986) Acute bilateral ophthalmoplegia: 60 cases. *Neurology,* **36**, 279-281.

KEESEY J, BUFFKIN D, KEBO D, HO W, HERRMANN C, JR. (1981) Plasma exchange alone as therapy for myasthenia gravis. *Ann N Y Acad Sci,* **377**, 729-743.

KEYNES GL (1949) The results of thymectomy in myasthenia gravis. *Br Med J,* **II**, 611-616.

KEYNES GL (1961) The history of myasthenia gravis. *Med Hist,* **5**, 313-326.

KIMURA J, VAN ALLEN MW (1967) Post-thymomectomy myasthenia gravis. Report of a case of ocular myasthenia gravis after total removal of a thymoma and review of literature. *Neurology,* **17**, 413-420.

KIMURA S, NEZU A (1989) Peripheral nerve involvement in myasthenia gravis. *Brain Dev,* **11**, 429-432.

KINNEAR WJM (1994) Assisted ventilation at home. A practical guide. Oxford: Oxford University Press.

KNIELING J, WEISS H, FALLER H, LANG H, SCHALKE B, TOYKA K (1998) Krankheitsverlauf bei Myasthenia gravis. Ergebnisse einer Langzeitstudie zur Bedeutung psychosozialer Prädiktoren. *Nervenarzt,* **69**, 137-144.

KO KF, HO T, CHAN KW (1995) Autoimmune chronic active hepatitis and polymyositis in a patient with myasthenia gravis and thymoma. *J Neurol Neurosurg Psychiatry,* **59**, 558-559.

KOEHLER PJ, KOUDSTAAL J (1996) Lethal hypersensitivity myocarditis associated with the use of intravenous gammaglobulin for Guillain-Barre syndrome, in combination with phenytoin [letter]. *J Neurol,* **243**, 366-367.

KONDO N, OZAWA T, MUSHIAKE K, MOTOYOSHI F, KAMEYAMA T, KASAHARA K et al. (1991) Suppression of immunoglobulin production of lymphocytes by intravenous immunoglobulin. *J Clin Immunol,* **11**, 152-158.

KORNFELD P, AMBINDER EP, MITTAG T, BENDER AN, PAPATESTAS AE, GOLDBERG J et al. (1981) Plasmapheresis in refractory generalized myasthenia gravis. *Arch Neurol,* **38**, 478-481.

KÖHLER W, BUCKA C, FRANKE S, LANGE R, HERTEL G (1995) Immunmodulatorischer Effekt und klinische Wirksamkeit von ·/S-Immunglobulinen bei X-chromosomaler Adrenoleukodystrophie. In: *Immunmodulatorische Therapie mit Immunglobulinen bei Infektionen und Autoimmunerkrankungen.* Universitätsverlag, Jena, 43-51.

KÖHLER W, BUCKA C, HERTEL G (1998) Immunadsorption bei Myasthenia gravis. *Akt Neurol,* **25 Suppl. 2**, 57-61.

KÖHLER W, BUCKA C, HERTEL G (1995) Immunadsorption bei Myasthenia gravis. In: HUFFMANN G, BRAUNE HJ (Hrsg.) *Neuromuskuläre Erkrankungen.* Einhorn-Presse Verlag, 290-296.

KÖHLER W (1998) Myasthenia gravis - Aktueller Stand in Diagnostik und Therapie. In: *Jahrbuch der neuromuskulären Erkrankungen.* Acris Verlag, München, 105-118.

KÖHLER W, BUCKA C, SOKOLOWSKI P, BLATTNER R, HERTEL G (1998) Azathioprin und andere Immunsuppressiva bei Myasthenia gravis. *Akt Neurol,* **25, Suppl. 2**, 48-51.

KRAMER LD, RUTH RA, JOHNS ME, SANDERS DB (1981) A comparison of stapedial reflex fatigue with repetitive stimulation and single-fibre electromyography in myasthenia gravis. *Ann Neurol,* **9**, 531.

KUKS JBM, DJOJOATMODJO S, OOSTERHUIS HJGH (1991) Azathioprine in myasthenia gravis: observations in 41 patients and a review of literature. *Neuromuscul Disord,* **1**, 423-431.

KUNZE K (1980) Thymectomy in the treatment of myasthenia. *Thorac Cardiovasc Surg,* **28**, 380-385.

KUNZE K (1998) Perioperative Thymektomieprobleme und deren Therapie. *Akt Neurol,* **25, Suppl. 2**, S73.

KURLAN R, JANKOVIC J, RUBIN A, PATTEN B, GRIGGS R, SHOULSON I (1987) Coexistent Meige's syndrome and myasthenia gravis. A relationship between blinking and extraocular muscle fatigue? *Arch Neurol,* **44**, 1057-1060.

KURTZKE JF (1970) Neurologic impairment in multiple sclerosis and the disability status scale. *Acta Neurol Scand,* **46**, 493-512.

LAIER-GROENEVELD G (1994) Arbeitsgruppe Heim- und Langzeitbeatmung: Richtlinien zur Indikation und Durchführung der intermittierenden Selbstbeatmung (ISB). *Intensivmed,* **31**, 137-139.

LANSKA DJ (1990) Indications for thymectomy in myasthenia gravis. *Neurology,* **40**, 1828-1829.

LAQUER L, WEIGERT C (1901) Beiträge zur Lehre von der Erb'schen Krankheit. *Neurol Zbl,* **20**, 594-597.

LASTORIA S, VERGARA E, PALMIERI G, ACAMPA W, VARRELLA P, CARACÒ C et al. (1998) In vivo detection of malignant thymic masses by Indium-111-DTPA-D-Phe[1]-octreotide scintigraphy. *J Nucl Med,* **39**, 634-639.

LAZARUS RS (1992) Coping with the stress of illness. *WHO Reg Publ Eur Ser* **44**, 11-31

LEE EK, MASELLI RA, ELLIS WG, AGIUS MA (1999) Morvan's fibrillary chorea: a paraneoplastic manifestation of thymoma. *J Neurol Neurosurg Psychiatry,* **65**, 857-862.

LEFVERT AK, BJÖRKHOLM M (1987) Antibodies against the acetylcholine receptor in hematologic disorders: Implications for the development of myasthenia gravis after bone marrow grafting [letter]. *N Engl J Med,* **317**, 170.

LEKER RR, KARNI A, ABRAMSKY O (1998) Exacerbation of myasthenia gravis during the menstrual period. *J Neurol Sci,* **156**, 107-111.

LENNARD L, VAN LOON JA, WEINSHILBOUM RM (1989) Pharmacogenetics of acute azathioprine toxicity: relationship to thiopurine methyltransferase genetic polymorphism. *Clin Pharmacol Ther,* **46**, 149-154

LENNON VA, GRIESMANN GE (1989) Evidence against acetylcholine receptor having a main immunogenic region as target for autoantibodies in myasthenia gravis. *Neurology,* **39**, 1069-1076.

LENNON VA, LAMBERT EH (1989) Antibodies bind solubilized calcium channel-omega-conotoxin complexes from small cell lung carcinoma: a diagnostic aid for Lambert-Eaton myasthenic syndrome. *Mayo Clin Proc,* **64**, 1498-1504.

LENNON VA, KRYZER TJ, GRIESMANN GE, O'SUILLEABHAIN PE, WINDEBANK AJ, WOPPMANN A et al. (1995) Calcium-channel antibodies in the Lambert-Eaton syndrome and other paraneoplastic syndromes. *N Engl J Med,* **332**, 1467-1474.

LEPORE FE, SANBORN GE, SLEVIN JT (1979) Pupillary dysfunction in myasthenia gravis. *Ann Neurol,* **6**, 29-33.

LEVY SM, HERBERMAN RB, MALUISH AM, SCHLIEN B, LIPPMAN M (1985) Prognostic risk assessment in primary breast cancer by behavioral and immunological parameters. *Health Psychol,* **4**, 99-113.

LEWIS DA, SMITH RE (1983) Steroid-induced psychiatric syndromes. A report of 14 cases and a review of the literature. *J Affect Disord,* **5**, 319-332.

LIEBERMAN JA, BRADLEY RJ, RUBINSTEIN M, KANE JM (1984) Antibodies to acetylcholine receptors in tardive dyskinesia. *Lancet,* **1**, 1066.

LIMBURG PC, THE TH, HUMMEL-TAPPEL E, OOSTERHUIS HJGH (1983) Anti-acetylcholine receptor antibodies in myasthenia gravis. Part 1. Relation to clinical parameters in 250 patients. *J Neurol Sci,* **58**, 357-370.

LIN R-S, YEH S-H, HUANG M-H, WANG L-S, CHU L-S, CHANG C-P et al. (1995) Use of fluorine-18 fluorodeoxyglucose positron emission tomography in the detection of thymoma: a preliminary report. *Eur J Nucl Med,* **22**, 1402-1407.

LINDBERG C, ANDERSEN O, LEFVERT AK (1998) Treatment of myasthenia gravis with methylprednisolone pulse: a double blind study. *Acta Neurol Scand,* **97**, 370-373.

LINDSTROM J, SHELTON D, FUJII Y (1988) Myasthenia gravis. *Adv Immunol,* **42**, 233-284.

LISAK RP (1996) Arthritis associated with circulating immune complexes following administration of intravenous immunoglobulin therapy in a patient with chronic inflammatory demyelinating polyneuropathy. *J Neurol Sci,* **135**, 85-88.

LOEWI O (1921) Über humorale Übertragbarkeit der Herznerven-Wirkung. *Pflügers Arch Ges Physiol,* **189**, 239-242.

LOHI EL, LINDBERG C, ANDERSEN O (1993) Physical training effects in myasthenia gravis. *Arch Phys Med Rehabil,* **74**, 1178-1180.

LOSSOS A, RIVER Y, ELIAKIM A, STEINER I (1995) Neurologic aspects of inflammatory bowel disease. *Neurology,* **45**, 416-421.

LÜBKE E, FREIBURG A, SKEIE GO, KOLMERER B, LABEIT S, AARLI JA et al. (1999) Striational autoantibodies in myasthenia gravis patients recognize I-band titin epitopes. *J Neuroimmunol,* **81**, 98-108.

MADDISON P, NEWSOM-DAVIS J, MILLS KR, SOUHAMI RL (1999) Favourable prognosis in Lambert-Eaton myasthenic syndrome and small- cell lung carcinoma. *Lancet,* **353**, 117-118.

MAGGI G, CASADIO C, CAVALLO A, CIANCI R, MOLINATTI M, RUFFINI E (1989) Thymectomy in myasthenia gravis. Results of 662 cases operated upon in 15 years. *Eur J Cardiothorac Surg,* **3**, 504-509.

MAGNI 6, MICAGLIO GF, LALLI R, BEJATO L, CANDEAGO MR, MERSKEY H et al. (1988) Psychiatric disturbances associated with myasthenia. *Acta Psychiatr Scand*, **77**, 443-445.

MAHALATI K, DAWSON RB, COLLINS JO, MAYER RF (1999) Predictable recovery from myasthenia gravis crisis with plasma exchange: thirty-six cases and review of current management. *J Clin Apheresis*, **14**, 1-8.

MALCHESKY PS, STARRE JJ, WOJCICKI J (1984) Macromolecular solute kinetics in on-line membrane plasma treatment system. *Cleve Clin Q*, **51**, 127-133.

MANG 5, WEISS H, SCHALKE B (1993) Psychosomatische und somatopsychische Aspekte der Myasthenia gravis. *Z Klin Psychol Psychopathol Psychother*, **41**, 69-86

MANTEGAZZA R, ANTOZZI C, PELUCHETTI D, SGHIRLANZONI A, CORNELIO F (1988) Azathioprine as a single drug or in combination with steroids in the treatment of myasthenia gravis. *J Neurol*, **235**, 449-453.

MANTEGAZZA R, BEGHI E, PAREYSON D, ANTOZZI C, PELUCHETTI D, SGHIRLANZONI A et al. (1990) A multicentre follow-up study of 1152 patients with myasthenia gravis in Italy. *J Neurol*, **237**, 339-344.

MARIENHAGEN J, SCHALKE B, AEBERT H, HELD P, EILLES C, BOGDAHN U (1999) Somatostatin receptor scintigraphy in thymoma imaging method and clinical application. Pathol Res Pract, **195**, 575-581.

MARSTELLER HB (1988) The first American case of myasthenia gravis. *Arch Neurol*, **45**, 185-187.

MARUYAMA Y, TAKESHITA S, SEKINE I, YOSHIOKA S (1989) High-dose immunoglobulin for juvenile myasthenia gravis. *Acta Paediatr Jpn*, **31**, 544-548.

MARX A, WILISCH A, SCHLUTZ A, GATTENLÖHNER S, NENNINGER R, MÜLLER-HERMELINK HK (1997) Pathogenesis of myasthenia gravis. *Virchows Arch*, **430**, 355-364.

MARX A, MÜLLER-HERMELINK HK (1999) From basic immunobiology to the upcoming WHO-classification of tumors of the thymus - The Second Conference on Biological and Clinical Aspects of Thymic Epithelial Tumors and Related Recent Developments. *Pathol Res Pract*, **195**, 515-533.

MASAOKA A, MONDEN Y (1981) Comparison of the results of transsternal simple, transcervical simple, and extended thymectomy. *Ann N Y Acad Sci*, **377**, 755-765.

MASAOKA A, MONDEN Y, SEIKE Y, TANIOKA T, KAGOTANI K (1982) Reoperation after transcervical thymectomy for myasthenia gravis. *Neurology*, **32**, 83-85.

MASAOKA A, MONDEN Y, WEKSLER B et al. (1981) Follow-up study of thymoma with special reference to their clinical stages. *Cancer*, **48**, 2485-2492.

MASAOKA A, YAMAKAWA Y, NIWA H, FUKAI I, KONDO S, KOBAYASHI M et al. (1996) Extended thymectomy for myasthenia gravis patients: a 20-year review. *Ann Thorac Surg*, **62**, 853-859.

MASELLI RA, ELLIS W, MANDLER RN, SHEIKH F, SENTON G, KNOX S et al. (1997) Cluster of wound botulism in California: clinical, electrophysiologic, and pathologic study. *Muscle Nerve*, **20**, 1284-1295.

MATELL G (1987) Immunosuppressive drugs: azathioprine in the treatment of myasthenia gravis. *Ann N Y Acad Sci*, **505**, 588-594.

MAYER SA, THOMAS CE (1998) Therapy of myasthenic crisis. *Crit Care Med*, **26**, 1136-1137.

MCEVOY KM, WINDEBANK AJ, DAUBE R, LOW PA (1989) 3,4-Diaminopyridine in the treatment of Lambert-Eaton myasthenic syndrome. *N Engl J Med*, **321**, 1567-1571.

MCINTOSH KR, LINSLEY PS, DRACHMAN DB (1995) Immunosuppression and induction of anergy by CTLA4Ig in vitro: effects on cellular and antibody responses of lymphocytes from rats with experimental autoimmune myasthenia gravis. *Cell Immunol*, **166**, 103-112.

MCINTOSH KR, LINSLEY PS, BACHA PA, DRACHMAN DB (1998) Immunotherapy of experimental autoimmune myasthenia gravis: selective effects of CTLA4Ig and synergistic combination with an IL2-diphtheria toxin fusion protein. *J Neuroimmunol*, **87**, 136-146.

MELMS A, HOHLFELD R (1998) Myasthenia gravis und myasthene Syndrome. In: *Therapie und Verlauf neurologischer Erkrankungen* Hrsg.: BRANDT T, DICHGANS J und DIENER H-C. Stuttgart Berlin Köln: Kohlhammer, 1097-1119.

MERTENS HG, BALZEREIT F, LEIPERT M (1969) The treatment of severe myasthenia gravis with immunosuppressve agents. *Eur Neurol*, **2**, 321-339.

MERTENS HG, HERTEL G, REUTHER P (1981) Effect of immunosuppressive drugs (azathioprine). *Ann N Y Acad Sci*, **377**, 691-698.

MEYER E (1966) Psychotogicat disturbances in myasthenia gravis: a predictive study. *Ann N Yacad Sci*, **135**, 417-423.

MICHELS M, HOHLFELD R, HARTUNG HP, HEININGER K, BESINGER UA, TOYKA KV (1988) Myasthenia gravis: Discontinuation of long-term azathioprine [letter]. *Ann Neurol*, **24**, 708.

MIER-JEDRZEJOWICZ AK, BROPHY C, GREEN M (1988) Respiratory muscle function in myasthenia gravis. *Am Rev Respir Dis*, **138**, 867-873.

MILLER RG, MILNER-BROWN HS, DAU PC (1981) Antibody-negative acquired myasthenia gravis: successful therapy with plasma exchange [letter]. *Muscle Nerve*, **4**, 255.

MILLER RG, MILNER-BROWN HS, MIRKA A (1986) Prednisone-induced worsening of neuromuscular function in myasthenia gravis. *Neurology*, **36**, 729-732.

MINEO TC, POMPEO E, PISTOLESE C, CRISTINO B, BERNARDI G, CURATOLA M (1998) Video-assisted extensive thymectomy in the treatment of autoimmune myasthenia. *Ann Ital Med Int*, **13**, 194-199.

MITCHELL P, BEBBINGTON M (1992) Myasthenia gravis in pregnancy. *Obstet Gynecol*, **2**, 178-181.

MOLNAR J, SZOBOR A (1990) Myasthenia gravis: effect of thymectomy in 425 patients. A 15-year experience. *Eur J Cardiothorac Surg*, **4**, 8-14.

MORA M, LAMBERT EH, ENGEL AG (1987) Synaptic vesicle abnormality in familial infantile myasthenia. *Neurology*, **37**, 206-214.

MORTIER W (1994) Störungen der neuromuskulären Überleitung. In: *Muskel- und Nervenerkrankungen im Kindesalter*. Stuttgart NewYork: Thieme, 148-165.

MULDER DW, LAMBERT EH, EATON LM (1959) Myasthenic syndrome in patients with amyotrophic lateral sclerosis. *Neurology*, **9**, 627-631.

MULLALLY WJ (1982) Carbamazepine-induced ophthalmoplegia. *Arch Neurol*, **39**, 64.

MÜLLGES W, TOYKA KV (1994) Acute muscular weakness. In: *Neurocritical care* Hrsg.: HACKE W. Heidelberg: Springer, 307-313.

MUTHNY F (1990) Zur Spezifität der Krankheitsverarbeitung. In: MUTHNY F (Hrsg.) *Krankheitsverarbeitung*, Springer, Berlin, Heidelberg, New York

MYASTHENIA GRAVIS CLINICAL STUDY GROUP (1993) A randomised clinical trial comparing prednisone and azathioprine in myasthenia gravis. Results of the second interim analysis. *J Neurol Neurosurg Psychiatry*, **56**, 1157-1163.

NAKANO S, ENGEL AG (1993) Myasthenia gravis: quantitative immunocytochemical analysis of inflammatory cells and detection of complement membrane attack complex at the end-plate in 30 patients. *Neurology*, **43**, 1167-1172.

NATIONS SP, WOLFE GI, AMATO AA, JACKSON CE, BRYAN WW, BAROHN RJ (1999) Distal myasthenia gravis. *Neurology*, **52**, 632-634.

NEWSOM-DAVIS J, WILSON SG, VINCENT A, WARD CD (1979) Long-term effects of repeated plasma exchange in myasthenia gravis. *Lancet*, **1**, 464-468.

NICHOLSON J, GRANT IS (1994) Continuous infusion of pyridostigmine for myasthenic crisis. *Crit Care Med*, **22**, 895-896.

NICOLAOU S, MÜLLER NL, LI DKB, OGER JJF (1996) Thymus in myasthenia gravis: comparison of CT and pathologic findings and clinical outcome after thymectomy. *Radiology*, **201**, 471-474.

NICOLLE MW (1999) Pseudo-myasthenia gravis and thymic hyperplasia in Graves' disease. *Can J Neurol Sci*, **26**, 201-203.

NIX WA (1997) Indikation und Nutzen der Thymektomie bei Myasthenia gravis. *Nervenarzt*, **68**, 85-93.

NORRIS EH (1936) *Am J Cancer*, **27**, 421.

O'NEILL JH, MURRAY NMF, NEWSOM-DAVIS J (1988) The Lambert-Eaton myasthenic syndrome. *Brain*, **111**, 577-596.

O'RIORDAN JI, MILLER DH, MOTTERSHEAD JP, HIRSCH NP, HOWARD RS (1998) The management and outcome of patients with myasthenia gravis treated acutely in a neurological intensive care unit. *Eur J Neurol*, **5**, 137-142.

OERLEMANS WGJ, DEVISSER M (1998) Dropped head syndrome and bent spine syndrome: two separate clinical entities or different manifestations of axial myopathy? *J Neurol Neurosurg Psychiatry*, **65**, 258-259.

OH SJ, DWYER TM, BRADLEY RJ (1987) Overlap myasthenic syndrome: combined myasthenia gravis and Eaton-Lambert syndrome. *Neurology*, **37**, 1411-1414.

OH SJ, CHO HK (1990) Edrophonium responsiveness not necessarily diagnostic of myasthenia gravis. *Muscle Nerve*, **13**, 187-191.

OH SJ, KIM DE, KURUOGLU R, BRADLEY RJ, DWYER D (1992) Diagnostic sensitivity of the laboratory tests in myasthenia gravis. *Muscle Nerve*, **15**, 720-724.

OHNO K, BRENGMAN J, TSUJINO A, ENGEL AG (1998) Human endplate acetylcholinesterase deficiency caused by mutations in the collagen-like tail subunit (ColQ) of the asymmetric enzyme. *Proc Natl Acad Sci USA*, **95**, 9654-9659.

OLANOW CW, LANE RJM, ROSES AD (1982) Thymectomy in late-onset myasthenia gravis. *Arch Neurol*, **39**, 82-83.

OLARTE MR, SCHOENFELDT RS, PENN AS, LOVELACE RE, ROWLAND LP (1981) Effect of plasmapheresis in myasthenia gravis 1978-1980. *Ann N Y Acad Sci*, **377**, 725-728.

OOMES PG, VAN DER MECHE FG, KLEYWEG RP (1996) Liver function disturbances in Guillain-Barre syndrome: a prospective longitudinal study in 100 patients. Dutch Guillain-Barré Study Group. *Neurology,* **46**, 96-100.

OOSTERHUIS H, BETHLEM J (1973) Neurogenic muscle involvement in myasthenia gravis. A clinical and histopathological study. *J Neurol Neurosurg Psychiatry,* **36**, 244-254.

OOSTERHUIS HJ (1989) The natural course of myasthenia gravis: a long term follow up study. *J Neurol Neurosurg Psychiatry,* **52**, 1121-1127.

OOSTERHUIS HJGH, LIMBURG PC, HUMMEL-TAPPEL E, THE TH (1983) Anti acetylcholine receptor antibodies in Myasthenia gravis. Part 2. Clinical and serological follow up of individual patients. *J Neurol Sci,* **58**, 371-385.

OOSTERHUIS HJGH, RITSMA RJ, HORST JW (1985) Failure of stapedius reflexometry in the diagnosis of myasthenia gravis. *Ann Neurol,* **18**, 519-520.

OOSTERHUIS HJGH, KUKS JBM (1991) The diagnosis of myasthenia gravis. A mathematical approach. *J Autoimmunity,* **4**, 20.

OOSTERHUIS HGHJ, WILDE GJS (1964) Psychiatric aspects of myasthenia gravis. *Psychiatr Neurol Neurochir,* **67**, 484-496

OOSTERHUIS HJGH (1993) Diagnosis and differentialdiagnosis. In: *Myasthenia gravis* Hrsg.: DEBAETS MH und OOSTERHUIS HJGH. BocaRaton, AnnArbor, London, Tokyo: CRC, 203-234.

OOSTERHUIS HJGH (1993) Clinical aspects. In: *Myasthenia gravis* Hrsg.: DEBAETS MH und OOSTERHUIS HJGH. Boca Raton: CRC Press, 13-42.

OOSTERHUIS HJGH (1997) Myasthenia Gravis. Groningen Neurological Press.

OPPENHEIM H (1887) Über einen Fall von chronisch progredienter Bulbärparalyse ohne anatomischen Befund. *Arch Path Anat,* **108**, 522-530.

OPPENHEIM H (1901) Die Myasthenische Paralyse (Bulbärparalyse ohne Anatomischen Befund). Karger, Berlin.

OPPENHEIM H (1899) Weiterer Beitrag zur Lehre von der acuten, nicht-eitrigen Encephalitis und der Polioencephalomyelitis. *Dtsch Z Nervenheilkd,* **15**: 1-26

OSSERMAN KE (1958) Myasthenia gravis. New York: Grune Stratton.

OSSERMAN KE, GENKINS G (1966) Critical reappraisal of the use of edrophonium (Tensilon) chloride tests in myasthenia gravis and significance of clinical classification. *Ann N Y Acad Sci,* **135**, 312.

OSSERMAN KE, GENKINS G (1971) Studies in myasthenia gravis: review of a twenty-year experience in over 1200 patients. *Mt Sinai J Med,* **38**, 497-537.

OSTERMAN PO (1990) Current treatment of myasthenia gravis. *Prog Brain Res,* **84**, 151-161.

PALACE J, NEWSOM-DAVIS J, LECKY B, MYASTHENIA GRAVIS STUDY GROUP (1998) A randomized double-blind trial of prednisolone alone or with azathioprine in myasthenia gravis. *Neurology,* **50**, 1778-1783.

PAPATESTAS AE, OSSERMAN KE, KARK AE (1971) The relationship between thymus and oncogenesis. A study of the incidence of non thymic malignancy in myasthenia gravis. *Br J Cancer,* **25**, 635-645.

PAPATESTAS AE, GENKINS G, KORNFELD P, EISENKRAFT JB, FAGERSTROM RP, POZNER J et al. (1987) Effects of thymectomy in myasthenia gravis. *Ann Surg,* **206**, 79-88.

PAPAZIAN O (1992) Transient neonatal myasthenia gravis. *J Child Neurol,* **7**, 135-141.

PASCUZZI RM, PHILLIPS LH, JOHN TR, LENNON VA (1988) The prevalence of electrophysiologic and serologic abnormalities in asymptomatic relatives of patients with myasthenia gravis. *Neurology,* **38 (Suppl. 1)**, 125.

PASSALACQUA S, SPLENDIANI G, STURNIOLO A, COSTANZI S, BARBERA G, D'AGOSTINI G et al. (1988) Plasma perfusion in myasthenia gravis. *ASAIO-Trans,* **34**, 602-605.

PATRIK J, LINDSTRÖM J (1973) Autoimmune response to acetylcholine receptor. *Science,* **180**, 871-872.

PEREZ MC, BUOT WL, MERCADO-DANGUILAN C, BAGABALDO ZG, RENALES LD (1981) Stable remissions in myasthenia gravis. *Neurology,* **31**, 32-37.

PERLO VP, SHAHANI BT, HUGGINS CE, HUNT J, KOSINSKI K, POTTS F (1981) Effect of plasmapheresis in myasthenia gravis. *Ann N Y Acad Sci,* **377**, 709-724.

PETTY RK, HARDING AE, MORGAN-HUGHES JA (1986) The clinical features of mitochondrial myopathy. *Brain,* **109**, 915-938.

PÉREZ A, PERELLA M, PASTOR E, CANO M, ESCUDERO J (1995) Myasthenia gravis induced by alpha-interferon therapy. *Am J Hemetol,* **49**, 365-366.

PHILLIPS LH (1994) The epidemiology of myasthenia gravis. *Neurol Clin,* **12**, 263-271.

PHILLIPS LH, JUEL VC (1999) Myasthenia gravis in the tenth decade. *Muscle Nerve,* **22**, 1297-1298.

PHILLIPS LH, MELNICK PA (1990) Diagnosis of myasthenia gravis in the1990s. *Semin Neurol* **10**, 62-69.

PICHLER M, WANG Z, GRABNER-WEISS C, REIMER D, HERING S, GRABNER M et al. (1996) Block of P/Q-type calcium channels by therapeutic concentrations of aminoglycoside antibiotics. *Biochemistry,* **35**, 14659-14664.

PILKINGTON C, LEFVERT A-K, ROOK GAW (1995) Neonatal myasthenia gravis and the role of agalactosyl IgG. *Autoimmunity,* **21**, 131-135.

PINCHING AJ, PETERS DK, NEWSOM DAVIS J (1976) Remission of myasthenia gravis following plasma exchange. *Lancet,* **II**, 1373-1376.

PIRSKANEN R, LEFVERT A-K, MATELL G, NILSSON BY, SMITH CIE, SVANBORG E (1984) Muscle function, SFEMG, receptor antibodies and HLA in relatives of myasthenia gravis patients. *Acta Neurol Scand,* **69 (Suppl. 98)**, 214-217.

PLAUCHÉ WC (1979) Myasthenia gravis in pregnancy: An update. *Am J Obstet Gynecol,* **135**, 691-697.

PORTER JD, KARATHANASIS P, BONNER PH, BRUECKNER JK (1997) The oculomotor periphery: the clinician's focus is no longer a basic science stepchild. *Curr Opin Neurobiol,* **7**, 880-887.

RAFFENBERG M, SCHABERG T, MULLER-PAWLOWSKI H, LODE H (1994) Indikationen und Praxis der Heimbeatmung. *Dtsch Med Wochenschr,* **119**, 187-191.

RATKO TA, BURNETT DA, FOULKE GE, MATUSZEWSKI KA, SACHER RA (1995) Recommendations for off-label use of intravenously administered immunoglobulin preparations. University Hospital Consortium Expert Panel for Off-Label Use of Polyvalent Intravenously Administered Immunoglobulin Preparations. *JAMA,* **273**, 1865-1870.

REIM J, MCINTOSH K, MARTIN S, DRACHMAN DB (1992) Specific immunotherapeutic strategy for myasthenia gravis: targeted antigen-presenting cells. *J Neuroimmunol,* **41**, 61-70.

REMEN L (1932) Zur Pathogenese und Therapie der Myasthenia gravis pseudoparalytica. *Dt Z Nervenheik,* **128**, 66-78.

REPKE JT (1992) Myasthenia gravis in pregancy. In: *Neurological disorders of pregnancy* Hrsg.: GOLDSTEIN PJ und STERN BJ. Mount Kisco, New York: Futura, 269-291.

REUTHER P, WIEBECKE D, ROHKAMM R, MERTENS HG (1983) Plasmaaustausch-Behandlung bei neurologischen Krankheiten. *Nervenarzt,* **54**, 167-170.

RICHTER WO, JACOB BG, RITTER MM, SÜHLER K, VIERMEISEL K, SCHWANDT P (1993) Three-year treatment of familial heterocygous hypercholesterolemia by extracorporeal low-density-lipoprotein immu-nadsorption with polyclonal apolipoprotein B antibodies. *Metabolism,* **42**, 888-894.

RICKER K, HERTEL G, STODIECK S (1977) Temperatureinfluß auf die neuromuskuläre Funktionsstörung. In: *Myasthenia gravis und andere Störungen der neuromuskulären Synapse* Hrsg.: HERTEL G, MERTENS HG, RICKER K und SCHIMRIGK K. Stuttgart: Thieme, 79-82.

ROBB SA, VINCENT A, MCGREGOR MA, MCGREGOR AM, NEWSOM-DAVIS JM (1985) Acetylcholine receptor antibodies in the elderly and in Down's syndrome. *J Neuroimmunol,* **9**, 139-146.

RODRIGUEZ M, GOMEZ MR, HOWARD FMJR, TAYLOR WF (1983) Myasthenia gravis in children: Long-term follow-up. *Ann Neurol,* **5**, 504-510.

ROHR W (1991) Die behaviorale Psychologie der Myasthenia gravis. *Akt Neurol,* **18 Sonderh.**, 28.

ROHR W, FABIAN-MILKAU I, HARNECKER U (1994) Krankheitsverarbeitung und Symptomenbewältigung bei Myasthenia gravis. *Nervenheilkunde,* **13**, 26-28.

ROHR W, PETER H (1991) Verhaltensanalyse bei Myasthenia gravis. *Psychother Psychosom Med Psychol,* **41**, 35-41.

RONDA N, HAURY M, NOBREGA A, COUTINHO A, KAZATCHKINE MD (1994) Selectivity of recognition of variable (V) regions of autoantibodies by intravenous immunoglobulin (IVIg). *Clin Immunol Immunopathol,* **70**, 124-128.

ROSE MR, LEVIN KH, GRIGGS RC (1999) The dropped head plus syndrome: quantitation of response to corticosteroids. *Muscle Nerve,* **22**, 115-118.

ROSENBERG M, JAUREGUI WO, DE VEGA ME, HERRERA MR, RONCORONI AJ (1983) Recurrence of thymic hyperplasia after thymectomy in myasthenia gravis. Its importance as a cause of failure of surgical treatment. *Am J Med,* **74**, 78-82.

ROSSI PG, NANNI AG, GAMBI D, BORROMEI A (1976) Miastenia grave giovanile da verosimile innesto post-vaccinico: studio di due case. *Rivista di Neurologia,* **46**, 265-296.

RÜCKERT JC, GELLERT K, MÜLLER JM (1999) Operative technique for thoracoscopic thymectomy. *Surg Endosc,* **13**, 943-946.

SABBAGH MN, GARZA JS, PATTEN B (1995) Thoracoscopic thymectomy in patients with myasthenia gravis. *Muscle Nerve,* **18**, 1475-1477.

SAKANO T, HAMASAKI T, KINOSHITA Y, KIHARA M, UEDA K (1989) Treatment for refractory myasthenia gravis. *Arch Dis Child,* **64**, 1191-1193.

SALTIS LM, MARTIN BR, TRAEGER SM, BONFI-GLIO MF (1993) Continuous infusion of pyridostigmine in the management of myasthenic crisis. *Crit Care Med,* **21**, 938-940.

SANDERS DB, HOWARD FMJR, JOHNS TR (1979) Single-fiber electromyography in myasthenia gravis. *Neurology,* **29**, 68-76.

SANDERS DB, HOWARD JFJR (1986) Single-fiber electromyography in myasthenia gravis. *Muscle Nerve,* **9**, 809-819.

SANDERS DB, SCOPPETTA C (1994) The treatment of patients with myasthenia gravis. *Neurol Clin,* **12**, 343-368

SANO M, LAMBERT EH, MCCORMICK DJ, LENNON VA (1992) Muscle acetylcholine receptors complexed with autologous IgG reflect seropositivity but not necessarily in vivo binding. *Neurology,* **42**, 218-222.

SAPOLSKY M (1998) The stress of Gulf War syndrome. *Nature,* **393**, 308-309.

SATO T, ISHIGAKI Y, KOMIYA T, TSUDA H (1988) Therapeutic immunoadsorption of acetylcholine receptor antibodies in myasthenia gravis. *Ann N Y Acad Sci,* **540**, 554-556.

SAUERBRUCH F (1912) Die Eröffnung des vorderen Mittelfellraumes. *Bruns Beitr Klin Chir,* **77**, 1.

SCHALKE B, KAPPOS L, ROHRBACH E, MELMS A, KALIES I, DOMMASCH D et al. (1988) Cyclosporin A versus azathioprine in the treatment of myasthenia gravis: Final results of a randomized, controlled double-blind clinical trial. *Neurology,* **38, Suppl. 1,** 135.

SCHEGLMANN K (1998) Langfristige Therapie der Myasthenie mit Immunglobulinen. *Akt Neurol,* **25 Suppl. 2,** 56.

SCHEINMAN RI, COGSWELL PC, LOFQUIST AK, BALDWIN ASJR (1995) Role of transciptional activation of IκBα in mediation of immunosuppression by glucocorticoids. *Science,* **270**, 283-286.

SCHIAVO G, BENFENATI F, POULAIN B, ROSSETTO O, DELAURETO PP, DASGUPTA BR et al. (1992) Tetanus and botulinum-B neurotoxins block neurotransmitter release by proteolytic cleavage of synaptobrevin. *Nature,* **359**, 832-835.

SCHIFFERLI J, LESKI M, FAVRE H, IMBACH P, NYDEGGER U, DAVIES K (1991) High-dose intravenous IgG treatment and renal function. *Lancet,* **337**, 457-458.

SCHIMRIGK K, SAMLAND O (1977) Muskelatrophie bei Myasthenia gravis. *Nervenarzt,* **48**, 65-68.

SCHMIDT S, PADBERG F (1998) Late onset immunodeficiency in a patient with recurrent thymic carcinoma and myasthenia gravis. *J Neurol Sci,* **157**, 201-205.

SCHNEIDER M (1995) Plasma- und Lymphapherese bei Autoimmunopathien. *Z Rheumatol,* **55**, 90-104.

SCHNEIDER PM, FELLBAUM C, FINK U et al. (1997) Prognostic importance of histomorphologic subclassification for epithelial thymic tumors. *Ann Surg Oncol,* **4**, 46-56.

SCHUCHARDT V (1993) Immunglobulintherapie neuromuskulärer Erkrankungen. *Nervenarzt,* **64**, 91-97.

SCHUCHARDT V, HOTZ M, HUND E, SUN S, HEITMANN R, HACKE W (1993) Erfahrungen mit hochdosiertem Immunglobulin G bei neuromuskulären Erkrankungen. *Nervenarzt,* **64**, 98-103.

SCHUCHARDT V, HUND E, RIEKE K (1995) Immunglobuline in der neurologischen Intensivmedizin. *Intensivmed,* **32**, 642-650.

SCHUCHARDT V (1997) 7S-Immunglobuline bei Myasthenia gravis. In: *Immunolgie-Symposium "Immunregulation mit i. v. Immunglobulinen bei Autoimmunerkrankungen und Infektionen"* Hrsg.: SIBROWSKI W und MARZUSCH K. Frankfurt: pmi Verlagsgruppe, 35-40.

SCHUCHARDT V (1998) Behandlung nichtlebensbedrohlicher myasthener Exazerebrationen. *Akt Neurol,* **25 Suppl. 2,** 53-55.

SCHULTZ A, HOFFACKER V, WILISCH A, NIX W, GOLD R, SCHALKE B, et al (1999) Neurofilament is an autoantigenic determinant in myasthenia gravis. *Ann Neurol,* **46**, 167-175.

SCHUMM F, STÖHR M (1984) Accessory nerve stimulation in the assessment of myasthenia gravis. *Muscle Nerve,* **7**, 147-151.

SCHUMM F, DICHGANS J (1985) Klinisches Bewertungssystem (Score) der okulären Symptomatik bei Myasthenia Gravis. *Nervenarzt,* **56**, 186-187.

SCHUMM F, GAERTNER HJ, WIATR G, DICHGANS J (1985) Serumspiegel von Pyridostigmin bei Myasthenia gravis: Methoden und klinische Bedeutung. *Fortschr Neurol Psychiat,* **53**, 201-211.

SCHUMM F (1998) Therapie der myasthenen, cholinergen und insensitiven Krise. In: *Neurologische Syndrome in der Intensivmedizin* Hrsg.: STÖHR M, BRANDT T und EINHÄUPL KM. Stuttgart Berlin Köln: Kohlhammer, 498-510.

SCHÜTZ E, GUMMERT J, ARMSTRONG VW, MOHR FW, OELLERICH M (1996) Azathioprine pharmacogenetics: the relationship between 6-thioguanine nucleotides and thiopurine methyltransferase in patients after heart and kidney transplantation. *Eur J Chem Clin Biochem,* **34**, 199-205.

SCHWAB RS, PERLO VP (1966) Syndromes simulating myasthenia gravis. *Ann N Y Acad Sci,* **135**, 350-366.

SCHWIMMBECK PL, DYRBERG T, DRACHMAN DB, OLDSTONE MBA (1989) Molecular mimicry and myasthenia gravis: an antoantigenic site of the actylcholine receptor α-subunit that has biologic activity and reacts immunochemically with herpes simplex virus. *J Clin Invest,* **84**, 1174-1180.

SEKUL EA, CUPLER EJ, DALAKAS MC (1994) Aseptic meningitis associated with high-dose intravenous immunoglobulin therapy: frequency and risk factors. *Ann Intern Med,* **121**, 259-262.

SELLMAN MS, MAYER RF (1985) Treatment of myasthenic crisis in late life. *South Med J,* **78**, 1208-1210.

SERGOTT RC (1994) Ocular myasthenia gravis. In: *Handbook of myasthenia gravis and myasthenic syndromes* Hrsg.: LISAK RP. New York, Basel, Hongkong: Marcel Dekker, 21-31.

SETHI KD, RIVNER MH, SWIFT TR (1987) Ice pack test for myasthenia gravis. *Neurology,* **37**, 1383-1385.

SEYBOLD ME (1987) Plasmapheresis in myasthenia gravis. *Ann N Y Acad Sci,* **505**, 584-587.

SHAPIRO RL, HATHEWAY C, SWERDLOW DL (1998) Botulism in the United States: a clinical and epidemiologic review. *Ann Intern Med,* **129**, 221-228.

SHAW LE (1890) A case of bulbar paralysis without structural changes in the medulla. *Brain,* **13**, 96-96.

SHIBUYA N, SATO T, OSAME M, TAKEGAMI T, DOI S, KAWANAMI S (1994) Immunoadsorption therapy for myasthenia gravis. *J Neurol Neurosurg Psychiatry,* **57**, 578-81.

SHILLITO P, MOLENAAR PC, VINCENT A, LEYS K, ZHENG W, VANDENBERG RJ et al. (1995) Acquired neuromyotonia: Evidence for autoantibodies directed against K+ channels of peripheral nerves. *Ann Neurol,* **38**, 714-722.

SHUMAK KH, ROCK GA (1984) Therapeutic plasma exchange. *N Engl J Med,* **310**, 762-771.

SIEB JP, DENGLER R, JERUSALEM F (1992) Das nichtparaneoplastische Lambert-Eaton-Syndrom. Eine häufig übersehene Diagnose? *Nervenarzt,* **63**, 234-239.

SIEB JP, ENGEL AG (1993) Ephedrine: effects on neuromuscular transmission. *Brain Res,* **623**, 167-171.

SIEB JP, TOLKSDORF K, DENGLER R, JERUSALEM F (1996) An autosomal-recessively inherited congenital myasthenic syndrome with tubular aggregates in a Libyan family. *Neuromuscul Disord,* **6**, 115-119.

SIEB JP, MILONE M, ENGEL AG (1996) Effects of the quinoline derivatives quinine, quinidine, and chloroquine on neuromuscular transmission. *Brain Res,* **712**, 179-189.

SIEB JP, DÖRFLER P, TZARTOS S, WEWER UM, RÜEGG MA, MEYER D et al. (1998) Congenital myasthenic syndromes in two kinships with endplate acetylcholine receptor and utrophin deficiency. *Neurology,* **50**, 54-61.

SIEB JP (1998) Rote Liste: unzureichende Warnhinweise für die Pharmakotherapie bei Myasthenia gravis. *Z Allg Med,* **74**, 907-910.

SIEB JP (1998) Fluoroquinoline antibiotics block neuromuscular transmission. *Neurology,* **50**, 804-807.

SIEB JP (1999) Diagnose und Therapie kongenitaler Myasthenie-Syndrome. *Dtsch Med Wochenschr,* **124**, 24-29.

SIEB JP (1999) Die Erkrankungen der motorischen Endplatte. *Med Klinik,* **50**, 198-204.

SILBERT PL, KNEZEVIC WV, BRIDGE DT (1992) Cerebral infarction complicating intravenous immunoglobulin therapy for polyneuritis cranialis. *Neurology,* **42**, 257-258.

SIMPSON JA (1960) Myasthenia gravis: a new hypothesis. *Scott Med J,* **5**, 419-436.

SIMPSON JA (1981) Myasthenia gravis and myasthenic syndromes. In: *Disorders of voluntary muscle* Hrsg.: WALTON J. Edinburg: Churchill Livingstone, 585-624.

SKEI GO, MYGLAND A, AARLI JA, GILHUS NE (1995) Titin antibodies in patients with late onset myasthenia gravis: clinical correlations. *Autoimmunity,* **20**, 99-104.

SKUPPLER A (1955) Experimentelle Untersuchungen zur Pathogenese der Myasthenie. *Z Ges Exp Med,* **125**, 244.

SMITH CI, NORBERG R, MÖLLER G, LÖNNQVIST B, HAMMARSTRÖM L (1989) Autoantibody formation after bone marrow transplantation. Comparison between acetylcholine receptor antibodies and other autoantibodies and analysis of HLA and Gm markers. *Eur Neurol,* **29**, 128-134.

SNEDDON J (1980) Myasthenia gravis: a study of social, medical, and emotional problems in 26 patients. *Lancet,* **1**, 526-528.

SOMER H, MÜLLER K, KINNUNEN E (1975) Myasthenia gravis associated with multiple sclerosis: Epidemiological survey and immunological findings. *J Neurol Sci,* **89**, 37-48.

SOMMER N, SIGG B, MELMS A, WELLER M, SCHEPELMANN K, HERZAU V et al. (1997) Ocular myasthenia gravis: response to long term immunosuppressive treatment. *J Neurol Neurosurg Psychiatry,* **62**, 156-162.

SOMNIER FE (1993) Clinical implementation of anti-choline receptor antibodies. *J Neurol Neurosurg Psychiatry,* **56,** 496-504.

SOMNIER FE, TROJABORG W (1989) Neurophysiological evaluation in myasthenia gravis. A comprehensive study of a complete patient population. *Electroenceph Clin Neurophysiol,* **89,** 73-87.

SOMNIER FE, KEIDING N, PAULSON OB (1991) Epidemiology of myasthenia gravis in Denmark. A longitudinal and comprehensive population survey. *Arch Neurol,* **48,** 733-739.

SPLENDIANI G, PASSALACQUA S, BARBERA G, STURNIOLO A, COSTANZI S, BARTOCCIONI E et al. (1991) Myasthenia gravis (MG) treatment with immunoadsorbent columns. *Biomater Artif Cells Immobilization Biotechnol,* **19,** 255-265.

STALBERG E, EKSTEDT J (1973) Single fibre EMG and microphysiology of the motor unit in normal and diseased human muscle. In: *New Developments in Electromyography and Clinical Neurophysiology* Hrsg.: DESMEDT JE. Basel: Karger, 113-139.

STEG RE, LEFKOWITZ DM (1994) Cerebral infarction following intravenous immunoglobulin therapy for myasthenia gravis. *Neurology,* **44,** 1180-1181.

STEIDL RM, OSWALD AJ, KOTTKE FJ (1962) Myasthenic syndrome with associated neuropathy. *Arch Neurol,* **6,** 451-459.

STÖHR M, BLUTHARDT M (1987) Atlas der klinischen Elektromyographie und Neurographie. Stuttgart Berlin Köln Mainz: W. Kohlhammer, 2. Aufl.

STRICKER RB, KWIATKOWSKA BJ, HABIS JA, KIPROV DD (1993) Myasthenic crisis. Response to plasmapheresis following failure of intravenous gammaglobulin. *Arch Neurol,* **50,** 837-840.

SUAREZ GA, KELLY JJJR (1992) The dropped head syndrome. *Neurology,* **42,** 1625-1627.

SUNDEWALL A-C, LEFVERT AK, OLSSON R (1984) Antibodies against the acetylcholine receptor in primary biliary cirrhosis. *Acta Neurol Scand,* **69 (Suppl. 98),** 202-203.

SUTTON DM, NAIR RC, ROCK G (1989) Complications of plasma exchange. *Transfusion,* **29,** 124-127.

SÜDHOF TC (1995) The synaptic vesicle cycle: a cascade of protein-protein interactions. *Nature,* **375,** 645-653.

SVENSON M, HANSEN MB, BENDTZEN K (1993) Binding of cytokines to pharmaceutically prepared human immunoglobulin. *J Clin Invest,* **92,** 2533-2539.

SZOBOR A, PETRANYI G (1970) Immunosuppressive therapy of myasthenia gravis. *Acta Med Acad Sci Hung,* **27,** 397-411.

SZOBOR A (1976) Myasthenia gravis: a quantitative evaluation system. Disability status scale (DSS) applied for myasthenia gravis. *Eur Neurol,* **14,** 439-446.

TAKANAMI I, IMAMURA T, KODAIRA S (1995) Myasthenia gravis complicated by sarcoidosis. *J Thoracic Cardiovascul Surg,* **109,** 183-184.

TAKEI S, ARORA YK, WALKER SM (1993) Intravenous immunoglobulin contains specific antibodies inhibitory to activation of T cells by staphylococcal toxin superantigens. *J Clin Invest,* **91,** 602-607.

TANAKA M, MIYATAKE T (1983) Anti-acetylcholine receptor antibody in aged individuals and in patients with Down's syndrome. *J Neuroimmunol,* **4,** 17-24.

TAYLOR P (1996) Anticholinesterase agents. In: *Goodman & Gilman's.The pharmacological basis of therapeutics* Hrsg.: HARDMAN JG, LIMBIRD LE, MOLINOFF PB, RUDDON RW und GILMAN AG. NewYork: McGraw-Hill, 161-176.

THE NATIONAL INSTITUTES OF HEALTH CONSENSUS DEVELOPMENT CONFERENCE (1990) Intravenous immunoglobulin. *Consens Statement,* **8,** 1-23.

THOMAS CE, MAYER SA, GUNGOR Y, SWARUP R, WEBSTER EA, CHANG I et al. (1997) Myasthenic crisis: clinical features, mortality, complications, and risk factors for prolonged intubation. *Neurology,* **48,** 1253-1260.

THOMAS CR, WRIGHT CD, LOEHRER PJ (1999) Thymoma: State of the art. *J Clin Oncol,* **17,** 2280-2289.

THORNTON CA, GRIGGS RC (1994) Plasma exchange and intravenous immunoglobulin treatment of neuromuscular disease. *Ann Neurol,* **35,** 260-268.

THURSTON SE, PHILLIPS LHI (1984) Disorder of neuromuscular transmission in a peripheral neuropathy. *Muscle Nerve,* **7,** 495-496.

TINDALL RS, PHILLIPS JT, ROLLINS JA, WELLS L, HALL K (1993) A clinical therapeutic trial of cyclosporine in myasthenia gravis. *Ann N Y Acad Sci,* **681,** 539-551.

TOYKA KV, DRACHMAN DB, PESTRONK A, KAO I, FISCHBECK KH (1975) Myasthenia gravis: passive transfer from man to mouse. *Science,* **190,** 397-399.

TOYKA KV, DRACHMAN DB, GRIFFIN DE, PESTRONK A, WINKELSTEIN JA, FISCHBECK KH et al. (1977) Myasthenia gravis. Study of humoral immune mechanisms by passive transfer to mice. *N Engl J Med,* **296,** 125-131.

TOYKA KV, HEININGER K (1986) Azetylcholin-Rezeptor-Antikörper in der Diagnostik der Myasthenia gravis. Untersuchung bei 406 gesicherten Fällen. *Dtsch Med Wochenschr,* **111,** 1435-1439.

TOYKA KV (1994) Therapiekonzepte bei Myasthenie. *Nervenheilkunde,* **13**, 8-11.

TOYKA KV, HOHLFELD R (1999) Myasthenia gravis und kongenitale Myasthenien. In: *Neurologie in Praxis und Klinik* Hrsg.: HOPF HC, DEUSCHL G, DIENER HC und REICHMANN H. Stuttgart New York: Thieme, 629-652.

TSUJIHATA M, YOSHIMURA T, SATOH A, KINO-SHITA I, MATSUO H, MORI M et al. (1989) Diagnostic significance of IgG, C3, and C9 at the limb muscle motor end-plate in minimal myasthenia gravis. *Neurology,* **39**, 1359-1363.

TUCKER DM, ROELTGEN DP, WANN PD, WERT-HEIMER RI (1988) Memory dysfunction in myasthenia gravis: evidence for central cholinergic effects. *Neurology,* **38**, 1173-1177.

TUMANI H, GEORGE A, NAU R (1997) Myasthene Krise durch Azathioprin-induziertes Fieber. *Nervenarzt,* **68**, 336-338.

UNWIN N (1998) The nicotinic acetylcholine receptor of the Torpedo electric ray. *J Struct Biol,* **121**, 181-190.

VAIOPOULOS G, SFIKAKIS PP, KAPSIMALI V, BOKI K, PANAYIOTODIS P, AESSOPOS A et al. (1994) The association of systemic lupus erythematodes and myasthenia gravis. *Postgrad Med J,* **70**, 741-745.

VAN DER GELD HWR, FELTKAMP TEW, LONG-HEM JJY, OOSTERHUIS HJGH (1964) Reactivity of myasthenia gravis serum y-globulin with skeletal muscle and thymus demonstrated by immunofluorescence. *Proc Soc Exp Biol (N Y),* **115**, 782-785.

VANDYK HJL, FLORENCE L (1980) The Tensilon Test. A safe office procedure. *Ophthalmology,* **87**, 210-212.

VIETS HR (1953) A historical review of myasthenia gravis from 1672 to 1900. *J Am Med Assoc,* **153**, 1273-1280.

VINCENT A, NEWSOM-DAVIS J, MARTIN V (1978) Anti-acetylcholine receptor antibodies in D-penicillamine-associated myasthenia gravis. *Lancet,* 1254.

VINCENT A, NEWLAND C, BRUETON L, BEESON D, RIEMERSMA S, HUSON SM et al. (1995) Arthrogryposis multiplex congenita with maternal autoantibodies specific for a fetal antigen. *Lancet,* **346**, 24-25.

VOLTZ R, ROSEN FV, YOUSRY T, BECK J, HOHL-FELD R (1996) Reversible encephalopathy with cerebral vasospasm in a Guillain-Barré syndrome patient treated with intravenous immunoglobulin. *Neurology,* **46**, 250-251.

VOLTZ R, ALBRICH WC, NAGELE A, SCHUMM F, WICK M, FREIBURG A et al. (1997) Paraneoplastic myasthenia gravis: Detection of anti-MGT30 (titin) antibodies predicts thymic epithelial tumor. *Neurology,* **49**, 1454-1457.

WALKER MB (1935) Treatment of myasthenia gravis with physostigmine. *Lancet,* **I**, 1200-1201.

WANIEWSKI J, WERYNSKI A (1991) Mathematical modeling of antigen and immune complex kinetics during extracorporeal removal of autoantibody. *Int J Artif Organs,* **14**, 186-188.

WATSON WJ, KATZ VL, BOWES WA (1994) Plasmapheresis during pregnancy. *Obstet Gynecol,* **76**, 451-457.

WEINER P, GROSS D, MEINER Z, GANEM R, WEINER M, ZAMIR D et al. (1998) Respiratory muscle training in patients with moderate to severe myasthenia gravis. *Can J Neurol Sci,* **25**, 236-241.

WESCHKE B, BRANDSTETTER G, HENZE G, HÜBNER C, SCHEFFNER D, WALDSCHMIDT J (1996) Juvenile Myasthenia gravis im Kleinkindalter. In: *Aktuelle Neuropädiatrie 1995* Hrsg.: GROSS-SELBECK G. Wehr: Ciba-Geigy Verlag, 519-528.

WILKINS KB, BULKLEY GB (1999) Thymectomy in the integrated management of myasthenia gravis. *Adv Surg,* **32**, 105-133.

WILKS, S (1877) On cerebritis, hysteria and bulbar paralysis, as illustrative of arrest of the cerebro-spinal centres. *Guy's Hosp,* **Rep. 3.**, 7-55.

WILLIS T (1672) De anima brutorum. Oxford Amsterdam.

WILSON RW, WARD MD, JOHNS TR (1974) Corticosteroids: a direct effect at the neuromuscular junction. *Neurology,* **24**, 1091-1095.

WINTERHOLLER M, CLAUS D, BOCKELBRINK A, BORASIO GD, PONGRATZ D, SCHRANK B et al. (1997) Empfehlungen der bayerischen Muskelzentren in der DGM zur Heimbeatmung bei neuromuskulären Erkrankungen Erwachsener. *Nervenarzt,* **68**, 351-357.

WINTZEN AR, PLOMP JJ, MOLENAAR P, VAN-DIJK JG, VANKEMPEN GTH, VOS RM et al. (1998) Acquired slow-channel syndrome: A form of myasthenia gravis with prolonged open time of the acetylcholine receptor channel. *Ann Neurol,* **44**, 657-664.

WOLKOWITZ OM, REUS VI, WEINGARTNER H, THOMPSON K, BREIER A, DORAN A etat. (1990) Cognitive effects of corticosteroids. *Am J Psychiatry,* **147**, 1297-1303.

WONG V, HAWKINS BR, YU YL (1992) Myasthenia gravis in Hong Kong Chinese. 2. Paediatric disease. *Acta Neurol Scand,* **86**, 68-72.

WOODRUFF RK, GRIGG AP, FIRKIN FC, SMITH IL (1986) Fatal thrombotic events during treatment of autoimmune thrombocytopenia with intravenous immuno-globulin in elderly patients [letter]. *Lancet, 2*, 217-218.

YAMAGUCHI Y, SAITO Y, BABA M, OBATA S (1987) Favorable results of thymectomy combined with prednisolone alternate- day administration in myasthenia gravis. *Jpn J Surg, 17*, 14-20.

YI Q, LEFVERT AK (1997) Current and future therapies for myasthenia gravis. *Drugs & Aging, 11*, 132-139.

YIM AP, KAY RL, HO JK (1995) Video-assisted thoracoscopic thymectomy for myasthenia gravis. *Chest, 108*, 1440-1443.

ZAJA F, BARILLARI ZF, RUSSO D, SILVESTRI F, FANIN R, BACCARANI M (1997) Myasthenia gravis after allogenic bone marrow transplantation. A case report and a review of the literature. *Acta Neurol Scand, 96*, 256-259.

ZISMAN E, BRAUTBAR C, SELA M, ABRAMSKY O, BATTAT S, KIRSHNER SL et al. (1995) Binding of peptides of the human acetylcholine receptor α-subunit to HLA class II of patients with myasthenia gravis. *Hum Immunol, 44*, 121-130.

Index

Index

Klinische Lehrbuchreihe

. . . Kompetenz und Didaktik!

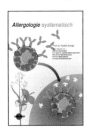
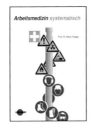
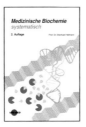
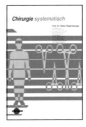
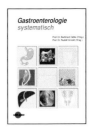

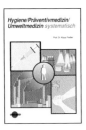
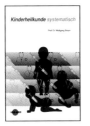
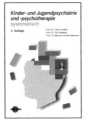
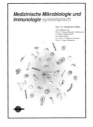
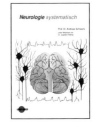

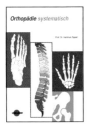
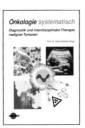
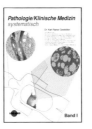
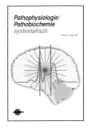
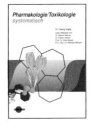

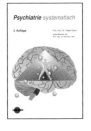
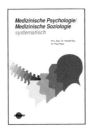
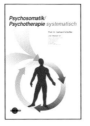
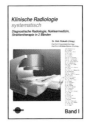
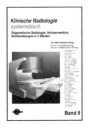

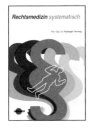
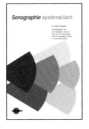
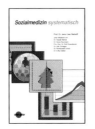
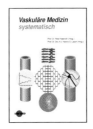
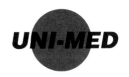

Die Wissenschaftsreihe bei UNI-MED

Diagnostik ⬦ Therapie ⬦ Forschung

...und ständig aktuelle Neuerscheinungen!

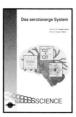
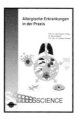
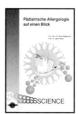
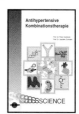

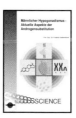
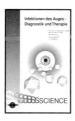
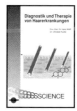
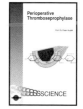

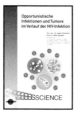
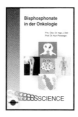
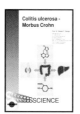
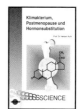

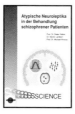
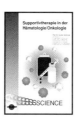
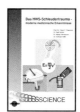
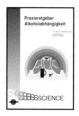

SSSSSCIENCE

UNI-MED

UNI-MED Verlag AG • Kurfürstenallee 130 • D-28211 Bremen
Telefon: 0421/2041-300 • Telefax: 0421/2041-444
email: buch@uni-med.de • Internet: http://www.uni-med.de

Neurologische Fachliteratur von UNI-MED...

UNI-MED *SCIENCE* -
topaktuelle Spezialthemen!

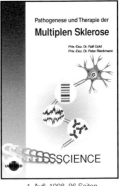

Pathogenese und Therapie der Multiplen Sklerose

Priv.-Doz. Dr. Ralf Gold
Priv.-Doz. Dr. Peter Rieckmann

1. Aufl. 1998, 96 Seiten

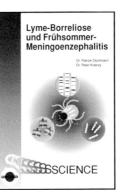

Lyme-Borreliose und Frühsommer-Meningoenzephalitis

Dr. Patrick Oschmann
Dr. Peter Kraiczy

1. Aufl. 1998, 136 Seiten

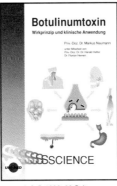

Botulinumtoxin

Wirkprinzip und klinische Anwendung

Priv.-Doz. Dr. Markus Naumann

unter Mitarbeit von
Priv.-Doz. Dr. Dr. Harald Hefter
Dr. Florian Heinen

1. Aufl. 1998, 88 Seiten

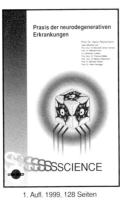
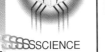

Praxis der neurodegenerativen Erkrankungen

Prof. Dr. Heinz Reichmann
unter Mitarbeit von
Prof. Dr. Manfred Gerlach
Prof. Dr. Wilfred Kuhn
Dr. Johannes Lukas
Dr. Thomas Müller
Priv.-Doz. Dr. Markus Naumann
Prof. Dr. Michael Weller
Prof. Dr. Peter Vieregge

1. Aufl. 1999, 128 Seiten

Und für den Fall der Fälle -
das Standardwerk!

Klinische Lehrbuchreihe
... Kompetenz und Didaktik!

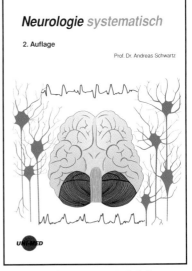

Neurologie *systematisch*

2. Auflage

Prof. Dr. Andreas Schwartz

2. Aufl. 2000, ca. 400 Seiten

...geht keinem auf die Nerven!

UNI-MED

UNI-MED Verlag AG • Kurfürstenallee 130 • D-28211 Bremen
Telefon: 0421/2041-300 • Telefax: 0421/2041-444
email: buch@uni-med.de • Internet: http://www.uni-med.de

7 9. 10